宝宝
不咳嗽
呼吸畅

梁芙蓉　主编

北京大学第一医院妇产儿童医院儿科主任医师

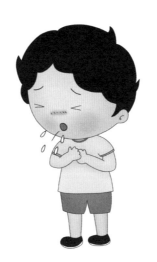

中国轻工业出版社

图书在版编目（CIP）数据

宝宝不咳嗽呼吸畅 / 梁芙蓉主编 . —北京：中国轻工业出版社，2017.7

ISBN 978-7-5184-1347-8

Ⅰ．①宝… Ⅱ．①梁… Ⅲ．①小儿疾病－呼吸系统疾病－防治

Ⅳ．①R725.6

中国版本图书馆 CIP 数据核字（2017）第 064770 号

责任编辑：付　佳　王芙洁

策划编辑：翟　燕　　责任终审：张乃柬　　封面设计：杨　丹
版式设计：悦然文化　　责任校对：李　靖　　责任监印：张京华

出版发行：中国轻工业出版社（北京东长安街6号，邮编：100740）
印　　刷：北京瑞禾彩色印刷有限公司
经　　销：各地新华书店
版　　次：2017年7月第1版第1次印刷
开　　本：889×1194　1/24　印张：8
字　　数：240千字
书　　号：ISBN 978-7-5184-1347-8　定价：39.80元
邮购电话：010-65241695　传真：65128352
发行电话：010-85119835　85119793　传真：85113293
网　　址：http://www.chlip.com.cn
Email：club@chlip.com.cn
如发现图书残缺请直接与我社邮购联系调换
160817S2X101ZBW

前言

宝宝生病，常见的感冒、发热、咳嗽、支气管炎、肺炎、哮喘、鼻炎、咽喉炎等，都是肺脏疾病的表现。

明代万密著的《育婴家秘》中提出"肺为娇脏""肺常不足"，这种说法现在被很多医生所接受。这本书里面还明确指出："肺为娇脏，难调而易伤也……天地之寒热，伤人也，感则肺先受之。"肺很娇弱，它容易受内外因素损害，是人体极易失守的防线。

你知道吗？宝宝身上的大部分问题都是因为没有保护好肺引起的。当风寒、湿热、燥火及烟雾、雾霾等进犯身体的时候，肺总是首当其冲，正因如此，再加上宝宝是纯阳之体，即"阳常有余、阴常不足"，偏阴虚、内热重，就是老百姓说的"火大"，当感受外界病邪后，很容易转化成内热，引起肺火上行，引发肺热，出现热、咳、痰、喘等症状。

现代医学认为，宝宝的肺功能比较弱，所以最容易出现呼吸系统疾病。调查发现，呼吸系统疾病的发病率和死亡率均居儿科疾病的首位，其中2/3发生于小于3岁的婴幼儿。这一点家长们一定要重视。

有些宝宝在伤风感冒之后，又继发支气管炎、扁桃体炎甚至肺炎，发热、咳嗽、吐痰、流鼻涕日复一日，不断地吃药、打针，既苦了宝宝，又折腾坏了大人。

遇到这种状况，别担心，请翻开本书，帮你找到病因，一边用食疗、推拿等绿色疗法给宝宝合理的调养，一边用护理技巧照顾他们的起居生活，一边在医生指导下选准药、用对药。这样一来，宝宝再咳嗽，家长也不慌！

相信有了本书的指引，爸爸妈妈定能养护好宝宝的呼吸系统，让他们健康茁壮地成长！

目录

第 **3** 章 咳嗽：绿色止咳法，让宝宝快点好起来

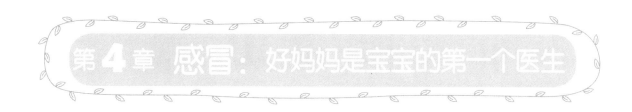

第 **4** 章　感冒：好妈妈是宝宝的第一个医生

第5章　反复呼吸道感染："复感儿"防治攻略

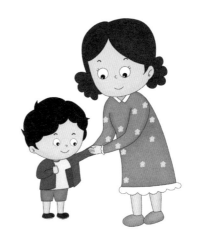

第 6 章 肺炎：年龄越小，危险性越大

第 7 章 气管、支气管炎：时间越长，病情越严重

第8章　支气管哮喘：早诊断早治疗，预后好

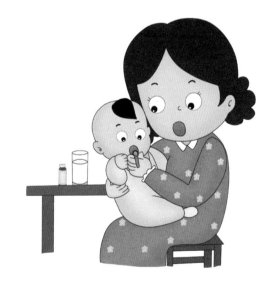

第 **9** 章 鼻炎：有鼻炎的宝宝"伤不起"

第 **10** 章 咽喉炎：如何保护好宝宝的咽喉

第**1**章

护好宝宝呼吸道，让天下妈妈放心

人体呼吸系统的组成

呼吸系统的组成和作用

呼吸道包括鼻腔、咽、喉、气管和各级支气管。呼吸的目的是排出二氧化碳，吸进新鲜空气，保证气体交换过程的正常进行。

人体的呼吸系统由传送气体的呼吸道和进行气体交换的肺两部分组成。医学上把喉以上的呼吸道称为上呼吸道，喉以下的部位称为下呼吸道。

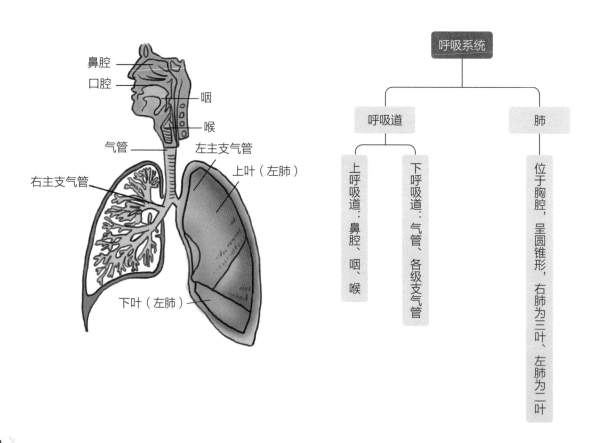

鼻腔
口腔
咽
喉
气管
左主支气管
右主支气管
上叶（左肺）
下叶（左肺）

呼吸系统

呼吸道

肺

上呼吸道：鼻腔、咽、喉

下呼吸道：气管、各级支气管

位于胸腔，呈圆锥形，右肺为三叶、左肺为二叶

宝宝呼吸的特点

宝宝呼吸的特点以婴儿时期最为明显，家长了解了这些特点，应对就不会盲目，有助于观察宝宝呼吸的具体情况。

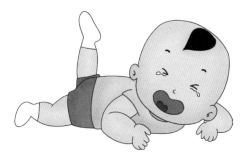

宝宝呼吸的生理特点

1 代谢旺盛，需氧量高。年龄越小，呼吸频率越快，且大脑皮层及呼吸中枢对呼吸调节能力差，易出现呼吸急促、呼吸节律不齐或暂停。

2 小儿呼吸肌发育不全，胸廓活动范围小，呈腹式呼吸；随年龄增长，呼吸肌渐发达，膈肌下降，肋骨由水平位逐渐倾斜，大多出现混合式呼吸，即胸腹式呼吸。

3 肺活量及潮气量相对较小，潮气量占肺活量比例大，故呼吸储备力差，缺氧时代偿能力不足，易出现呼吸功能不全。

小儿的呼吸频率容易受多种因素的影响，如哭闹、情绪波动、体力活动、体温升高以及呼吸和循环系统疾病、贫血等，都会使呼吸加快。

宝宝呼吸的免疫特点

婴幼儿血清免疫球蛋白 IgM、IgG、IgA 含量较低，呼吸道黏膜也缺少分泌型 IgA。而分泌型 IgA 是黏膜表面重要的免疫因子，12 岁才达到成人水平，故小儿防御能力低下，易患呼吸道疾病。

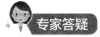 **专家答疑**

小儿的呼吸为什么比成人快？

由于小儿发育快，新陈代谢旺盛，需氧量相对较多。但从上述小儿呼吸生理特点来看，呼吸效率较差，只能做浅表呼吸，必然导致血中氧气缺少和二氧化碳蓄积过多，容易引起呼吸加快。

爸妈这样来观察宝宝的呼吸道

呼吸系统疾病最重要的检查内容，包括呼吸的快慢、深浅、节律及呼吸是否费力，胸廓是否对称，起伏是否一致等。再通过观察其他情况，可对病情做出初步判断。

数数呼吸次数

许多年轻的爸妈常常在小宝宝身旁，倾听他们的呼吸声。这是观察宝宝呼吸的常用方法之一，对于及时发现呼吸系统疾病很有帮助。呼吸功能不全首先表现为呼吸增快。

世界卫生组织指出，在宝宝相对安静状态下数每分钟呼吸的次数，如果发现：

2 个月以下婴儿呼吸 ≥60 次 / 分

2～12 个月婴儿呼吸 ≥50 次 / 分

1～5 岁小儿呼吸 ≥40 次 / 分

就说明有肺炎的可能，要赶紧到医院诊治。

听听呼吸音

孩子呼吸音变粗，鼻子出气时有噜啦啦的感觉是患病信号。

看吸气时胸廓是否凹陷

即所谓"三凹征"，在婴幼儿上呼吸道梗阻或肺实变时，由于胸廓软弱，用力吸气时，胸腔内负压增加，引起胸骨上下及肋间凹陷。

吸气喘鸣吗

是上呼吸道梗阻的表现，由喉和大气管吸气时变狭窄所致。

呼气有呻吟吗

是小婴儿下呼吸道梗阻和肺扩张不良的表现。

是否出现杵状指

指（趾）骨末端背侧组织增生，使甲床抬高所致。常见于支气管扩张、迁延性肺炎、慢性哮喘等慢性肺疾病。此外，也可见于青紫型先天性心脏病、慢性消化道疾病等肺外疾病。

让宝宝呼吸道变强的食物

宝宝处于生长发育的快速阶段，均衡摄取营养对健康成长很有帮助。在补充足够营养素的同时，还要有针对性地多吃一些养肺、保护呼吸道的食物。

多吃富含维生素 A 和 β-胡萝卜素的食物

医学研究显示，反复呼吸道感染的孩子，大约 70% 血清中的维生素 A 水平低于正常数值。缺乏维生素 A，会使呼吸道上皮和免疫球蛋白的功能受损，容易引起呼吸道感染迁延不愈。所以，宝宝可多吃富含维生素 A 和 β-胡萝卜素的食物，如下图所示。

多吃滋阴润肺的食物

可以根据情况给宝宝吃一些莲子、梨、藕、白萝卜、荸荠、山药、牛奶、蜂蜜、银耳、百合等具有滋阴润肺作用的食物，比如梨汁、藕汁、百合银耳莲子羹、蜂蜜萝卜汤、蜂蜜雪梨汤、胡萝卜炒西芹百合等。

贴心
TIPS

胡萝卜、圆白菜等蔬菜中的 β-胡萝卜素易溶于脂肪，在小肠中与脂肪微粒及胆汁结合后，随同脂肪酸一起吸收，所以此类蔬菜最好用油烹调，更有利于人体吸收利用。

蛋黄

宝宝 6 个月，就可以从吃少量蛋黄开始，逐渐增加到一个整蛋黄。

胡萝卜

宝宝 6 个月，就可以从吃胡萝卜泥开始，待牙齿长出来后可吃胡萝卜丁或胡萝卜块。

红薯

宝宝 6 个月，就可以从吃红薯泥开始。

韭菜
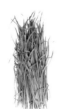
由于韭菜不易消化，宝宝约 1 岁后可以尝试吃韭菜馅饺子。

菠菜

宝宝 6 个月，就可以吃菠菜泥，待牙齿长出来后可吃菠菜段。

玉米

宝宝 5 个月，就可以喝少量玉米汁，以后慢慢可以喝玉米糊或玉米粥。2 岁以后便可以煮新鲜玉米让宝宝自己咬食了。

护肺攻略让宝宝受益一生

呼吸系统疾病是儿科多发病。感冒、发热、咳嗽在每个宝宝生长发育过程中总会碰到，只不过是轻重不一而已。因此，对于家长来说，通过提高宝宝抵抗力，预防呼吸系统疾病是很好的选择。

0~6个月
提倡母乳喂养

母乳是婴儿最理想的天然食品，尤其是分娩后最初分泌的初乳，含有丰富的抗体及微量元素，特别是SIgA（分泌性免疫球蛋白）有助于预防呼吸道感染。因此，母乳喂养的宝宝一般较少发生伤风感冒。

1岁
可凉水擦身

1岁以上的孩子可用凉水擦身，增强耐寒锻炼。用备好的毛巾浸透凉水，稍拧一下，开始擦浴。

先从手脚等四肢部位开始，再擦颜面、颈部、臀部、腹部，最后才是胸部与背部。未擦和已擦部位用干毛巾覆盖。每次持续2~3分钟，擦至皮肤微微发红为止，再用干毛巾擦干。

首次用与体温相同的水温，每隔两三天水温降低1℃，最低可达22℃。室温不宜过低，以16~18℃为宜。

7~8个月
可凉水洗脸

中国民间有句俗话叫"要想小儿安，三分饥与寒"。夏秋用凉水洗脸是一种良好的耐寒锻炼，出生后7~8个月的宝宝即可做。水温或部位要遵循循序渐进的原则，头几天用与体温相同的温水（36~37℃）洗脸，逐日降低温度，直到28℃。

冬天用温水而不用热水，这样也能使宝宝适应冷的环境，增强对冷空气的抵抗能力。

1岁半
多参加户外活动

宝宝会走路后，带着他们去户外晒晒太阳、散步、踢球、骑小自行车等，都能增强他们的体质和抵抗力。

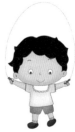

适当加减衣服

宝宝的穿着要符合柔软、舒适、冷暖适宜的特点。气候变化时，宝宝的衣服要勤穿勤脱，不要只加不减，特别是冬季降温时不要把宝宝包裹得像一个粽子。父母可以常摸摸宝宝的手心和后背，如果是暖和的，身上也不出汗，就说明衣服穿得正合适。

如果宝宝出汗，及时用毛巾擦干。入睡后汗多的宝宝，前后胸垫上小毛巾以防止汗湿内衣。减少出汗、及时擦汗是防止宝宝受凉的重要措施。

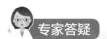
专家答疑

为什么要做好宝宝双脚的保暖？

双脚是肢体的末端，血液循环差，如果脚部着凉，会反射引起鼻、咽、气管等上呼吸道黏膜的改变，使抵抗病原微生物的能力下降。尤其是婴儿体温调节中枢不完善，御寒能力差，加上下地活动少，脚部受凉，很容易患呼吸道感染。因此，宝宝脚部的保暖工作要做好，让宝宝多活动活动肢体，睡前最好用温水给宝宝洗洗脚。

避免孩子接触病原

出行时带好水、牛奶、尿片或纸尿裤、干毛巾，出远门时要带上退热药以防万一，不要去人群拥挤的地方。

不要让宝宝与呼吸道感染患者一起玩耍。如果家里有人得了感冒，应减少与宝宝的接触。

父母在外面接触病菌的机会比较多，由于成人体质较强，一般不会患病，而宝宝就不一样，因此，父母下班回家最好不要马上和宝宝亲热。

保持居室空气新鲜

宝宝居室要保持空气新鲜，经常开窗通风。室内湿度也要保持在 45% ~ 55%，在室内放盆水可以增加湿度。

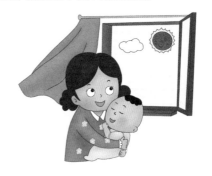

雾霾之下，妈妈们最想知道的事儿

从生理结构上看，宝宝呼吸道非常娇嫩、脆弱，婴幼儿还没有鼻毛、鼻腔比成人短、弯曲度没有成人大，面对有害物质时，既没有鼻毛这样的过滤屏障，也因为直通的气道，使得气流畅通无阻，所以对雾霾天更敏感。雾霾天家长尤其要重视防护孩子的呼吸系统。

1 最好戴纯棉口罩

小宝宝不会用语言表达自己的不舒服，戴口罩有引起窒息的危险，因此3岁以下的宝宝不建议戴口罩。

3岁以上的宝宝可以选择戴纱布、棉布口罩，这类口罩对灰尘过滤性比较好，同时也比较舒适透气。而N95、N90防霾口罩其实并不适合小孩，因为这种口罩密封性非常好，容易导致呼吸不畅。

2 远离马路

告诉上学的孩子走路时尽量远离堵车地段，因为上下班高峰期和晚上大型汽车进入市区这些时间段，污染物浓度最高。另外，最好不要让孩子太早出门，因为清晨时雾霾相对比较重。

叮嘱孩子不要做过于剧烈的运动，避免急促呼吸时将更多污染物吸入肺中。

3 小宝宝必须出门时，最好由家长抱着

因为孩子尚处于发育阶段，身材矮小，抵抗力较弱，而雾霾很容易沉积于低处，使呼吸系统发育尚未完善的宝宝更易发生各种呼吸系统疾病。所以，**小宝宝必须出门时，家长最好抱着**。

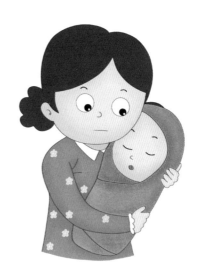

④ 做好个人卫生

　　幼儿在雾霾天气里应避免外出，家长外出回家后应首先换掉外套和裤子，洗脸洗手，将室外的病原体隔离掉。上学的小孩回家后应先做洗手、洗脸、洗鼻等自我清洁工作。

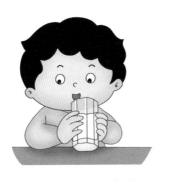

⑤ 多喝水

　　雾霾天，家长要多给宝宝喝水，以保持呼吸道黏膜的湿润。尤为一提的是，清晨饮水可以很好地缓解呼吸道脱水情况。清晨饮水以白开水为好，也可以加少量果汁。

⑥ 少开窗通风

　　应当选择中午阳光较充足、污染物较少的时候开窗换气，时间不宜过长。

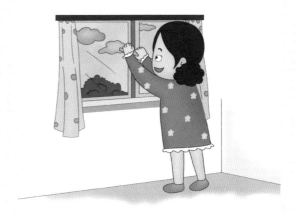

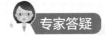 **专家答疑**

怎么购买儿童口罩？

　　儿童的心肺功能尚在发育中，买口罩时要注意查看呼吸阻抗的数值，选择数值低的，防止儿童因呼吸不畅而导致血氧浓度不足，引发危险。另外，要符合儿童脸型的空间结构，使口罩能与儿童面部足够贴合，达到较好防护效果。

莫忽视儿童肺功能检查

肺功能检查是呼吸系统疾病的必要检查之一，对于早期检出肺、气道病变，评估疾病的病情严重程度及预后，评定药物或其他治疗方法的疗效，鉴别呼吸困难的原因等有重要的指导意义。肺功能检查一般是很安全的。

肺功能检查并不是大人的专利

一般 5 岁以上的儿童可以配合做肺通气功能检查、支气管激发试验、支气管舒张试验等肺功能检查项目。对于个别配合良好的儿童，年龄还可适当放宽至 4 岁。3 岁以下婴幼儿肺功能检测则需要特殊的仪器和设备才能进行。

哪些儿童需要检查肺功能

1 反复咳嗽或伴有喘息

2 咳嗽持续 2 ～ 3 周以上，抗生素治疗无效

3 反复"感冒"发展到下呼吸道感染或炎症，持续 10 天以上

4 哮喘患儿病情评估

5 急性发作的呛咳、声音嘶哑、呼吸困难

6 婴幼儿急性支气管炎、肺炎与哮喘的早期鉴别

7 其他呼吸系统疾病

儿童肺功能检查注意事项

不适宜人群：

有心肺功能不全、高血压、冠心病、甲状腺功能亢进等疾病患者。

检查前禁忌：

受试前 1 个月无呼吸道感染史；哮喘患者处于症状缓解期。

检查时要求：

儿童可能会害怕检查，在检查前与检查时要给予安抚和引导。

第 **2** 章

发热：
只是症状，盲目退烧掩病情

发热是一种正常的免疫反应

发热只是症状表现

一定程度上讲，发热是病毒、细菌等病原体入侵人体后，人体通过体温调节中枢，主动发起的一场"自卫"战，是人体免疫力的反应。

所以，在医生眼里，发热不是病，它只是某种疾病的一个症状表现，而从这个表现中通常可以找到一些线索，比如温度的高低、热型、起病原因、伴随症状等。在医学上有一条重要的临床原则，就是"首先明确诊断，然后给出治疗"。因此，在医生看来，发热确实是个问题，但发热不是诊断，并不是必须马上先把体温降下来，而应该积极寻找出现发热症状的疾病。

发热是一场"自卫"战

没有战斗就没有发热！人体的发热其实就是一场体内的战争，温度越高战争的程度也就越激烈。人体正常温度应维持在 36 ~ 37℃。

身体发热是白细胞清除致病因子的一场战争的信号，也就是说发热是一件好事，只要发热温度不超过 39℃，对身体是没有坏处的，通过发热，心跳加快、血流加速，有助于输送更多的白细胞投入战斗，战胜致病因子，使身体更快地好起来。

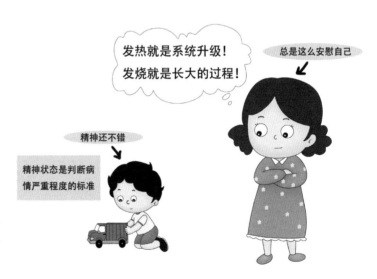

发热时的 3 个时相

◎ 体温上升期 ◎

症状
发冷恶寒、鸡皮、寒战和皮肤苍白

特点
产热＞散热，体温不断上升

◎ 高温持续期 ◎

症状
皮肤发红、干燥，自觉酷热

特点
产热过程和散热过程在高水平达到平衡

◎ 体温下降期 ◎

症状
皮肤血管舒张、出汗

特点
散热＜产热，体温下降

区分正常的体温升高和发热

正常的体温升高

孩子的体温易于波动。感染、环境以及运动等多方面因素都可使孩子的体温发生变化。孩子体温升高不一定就是异常，也就是说，体温的升高不一定就是发热。若有短暂的体温波动，但全身状况良好，又没有其他异常表现，家长就不应认为孩子在发热。

其实，就像大人在运动后体温会有所升高一样，小儿哭闹、吃奶等正常生理活动后，体温也会升高达 37.5℃左右。

正常人体温在一定的范围内波动：一般腋窝温度为 36 ~ 37.4℃。

体温超过 37.5℃定为发热，俗称发烧。进一步划分为： < 38℃为低度发热；38 ~ 38.9℃为中度发热；39 ~ 41℃为高热；≥ 41℃为超高热。

异常的体温升高（发热）

体温异常升高也就是发热，与哭闹后造成的体温升高是不同的。发热时不仅体温增高，还同时存在因疾病引起的其他异常表现，如面色苍白、呼吸加速、情绪不稳定、恶心、呕吐、腹泻、皮疹等。

由于小儿个体差异和导致疾病原因的不同，发热的表现和过程存在很大的差别。比如同样是肺炎，有的孩子只是低热，有的孩子高热达 39 ~ 40℃；又比如上呼吸道感染的发热可持续 2 ~ 3 天，而败血症可持续数周。发热的起病有急有缓，有的先有寒战继之发热，有

的胸腹温度很高但四肢及额头发凉。所以，用手触摸四肢及额头很难察觉发热，而触摸胸腹部就会感觉到小儿发热。

中低度发热可以在家观察

当你亲吻或触摸孩子的前额时，如果感觉比较热，就说明孩子可能发热了。一般孩子的正常体温为 35.5 ~ 37.5℃。儿科专家提醒各位家长，察觉宝宝发热有秘诀：

1 宝宝发热时的外表特征：脸部潮红、嘴唇干热，并表现出哭闹不安。

2 以量体温的方式确知。如果宝宝体温超过 37.5℃，即表示已发热。

3 用触觉的方式。发现宝宝的身体及额头温度比平常高。

4 若已发热 1 ~ 2 小时，或因疾病引起的发热，通常会影响宝宝食欲。

5 宝宝发热后，其尿量较少且颜色较深。

在上述几种方法中，最准确的方法当数量体温了。下面章节中我们会具体介绍。

什么样的发热家长不用着急

平常我们把 38.5℃以上的，特别是 39.5℃以上，叫高热，家长应该带小孩及时就诊。38.5℃以下的是中低度发热，可以留在家中观察。

滥用退烧药等于重创宝宝免疫力

退烧药属于镇痛药，对白细胞是有损伤的。有的孩子病毒感染后，本来白细胞就偏低，如果用退烧药可能会使白细胞进一步降低，白细胞不足可以引起抵抗力下降，不利于病毒清除。所以一般不建议给孩子使用退烧药。特别是 6 个月以内的孩子，物理降温的方法最好。

需提醒的是，用退热降低体温只是治标，一定要找到病因，在有针对性的治疗的基础上服用药物，才更安全、更有效。

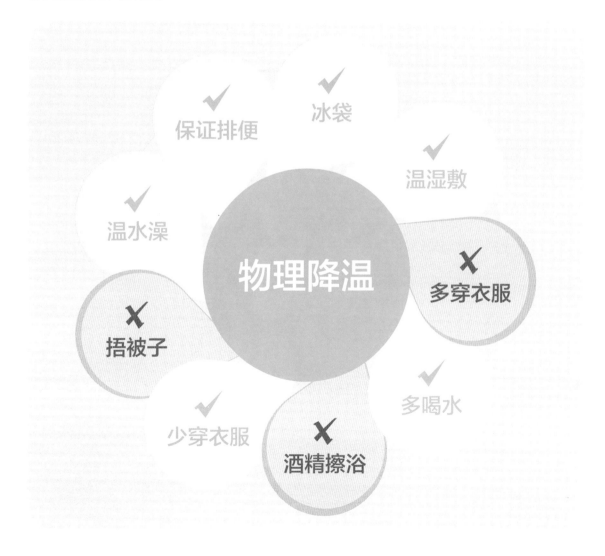

属于正常现象的变蒸热

变蒸又叫小儿变蒸，一般是指婴儿在生长过程中，或有身热、脉乱、汗出等症，而身无大病。变蒸学说是我国古代医家用来解释小儿生长发育规律，阐述婴幼儿生长发育期间生理现象的一种学说。小儿生长发育旺盛，其形体、神智都在不断地变异，蒸蒸日上，故称"变蒸"。

"变蒸"无其他病症

"变蒸"一般只是发热，不伴有其他病症，"变蒸"用通俗的语言来解释，就是孩子生长发育过程中的发热。中医典籍《脉经》《诸病源候论》等认为，变蒸是孩子正常的生长过程，就像竹子长节一样，一般新生儿64天一蒸，一岁后128天一蒸，每次会有5天的发热期，对健康并无大碍。小儿在生长发育阶段，常会出现发热精神却很好的情况，一些家长会误以为是感冒等，其实，这可能就是变蒸。

"变蒸"和发热的区别

变蒸和疾病引起的发热是有明显区别的。

变蒸时，孩子一般都是低热，体温在37.5℃左右，而且精神状态很好，饮食、睡眠等都很正常；而疾病引起的发热一般会伴随其他症状。

变蒸只是孩子生长发育的一种生理现象，且并非所有孩子在变蒸时都有发热症状。而发热是一种症状，是很多孩子生病时身体第一个出现的症状。

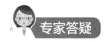 专家答疑

热型、热程有助于诊断治疗？

发热有不同的热型、热程，每日温度相差不大于1℃为稽留热，每日温度相差大于1℃为弛张热，间隔2～3天发热1次为间歇热，热型无一定规律为不规则热；热程在2周以内者为急性短期发热，持续2周以上者为长期发热。热型热程对诊断治疗都有参考价值，但近年来由于各种抗生素及激素的广泛应用，热型对诊断的帮助已不像过去那样重要。

宝宝不咳嗽呼吸畅

小儿发热的 5 个常见病因

除了变蒸外，小儿发热，从病因上可分为以下 5 大类，以第一类感染性疾病最多见。

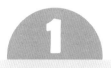

感染性疾病（约占 40%）

包括各种细菌、病毒、寄生虫、真菌、支原体、螺旋体和立克次体等感染引起的呼吸、消化、泌尿、中枢系统及全身性感染性疾病。

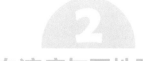

血液病与恶性肿瘤（约占 20%）

各型白血病、恶性淋巴瘤、恶性组织细胞病或神经母细胞瘤等。

结缔组织病与变态反应性疾病（约占 20%）

系统性红斑狼疮、结节性多动脉炎、少年型类风湿性关节炎、结节性非化脓性脂膜炎、皮肌炎、恶性肉芽肿病、风湿热、血清病、皮肤黏膜淋巴结综合征、血管性免疫母细胞淋巴结病。

神经系统疾病（约占 10%）

中毒性脑病、颅脑损伤、大脑发育不全、间脑病变、脑炎后遗症、蛛网膜炎等。

其他（约占 10%）

药物热、高钠血症、郎格罕细胞组织增生症、结节病、免疫缺陷病如慢性肉芽肿、亚急性坏死性淋巴结病、烧伤、骨折、血肿、血管内栓塞、暑热症、夏季低热、无汗性外胚叶发育不良、抗生素引起的菌群失调等。

看有没有出疹，疹退热就消

有一种疾病有这个特点，是玫瑰疹，在医学上叫幼儿急疹："疹退，热出，病愈"。

有个小孩刚 1 岁，发热 38℃左右，精神状况还可以，能哭，能笑，也能吃点东西，小脸红扑扑的，除了发热，没有发现流鼻涕、咳嗽等症状，又过了两三天，突然出了一身疹子，这种疹子是淡黄色的，用手压上去可以褪色，出疹子以后，孩子的体温慢慢下降。疹子一退，热也跟着退，疹子三四天就会退去，没有任何痕迹，病程就结束了。

刚开始发热，家长很着急，但是可以观察，特别是 1 岁左右的孩子，看他有没有出疹。幼儿急疹是一种常见病，出疹之后没有什么疤痕，也没有什么并发症，家长不必太担心。

是不是穿太多，喝水又太少

大人总怕宝宝着凉，给他穿很多衣服，发热以后穿衣服更多。穿太多而喝水又太少，很容易引起发热，尤其是夏天。这种发热叫功能性发热。

小孩的新陈代谢比成人旺盛，加上吃的蛋白质类食物比较多，产热比较多，通过皮肤的散热才能散发出来，散热的主要方式就是出汗，如果水分供应不足，出汗比较少，从体内产生的热量也不能带出来，就会出现发热，甚至可以引起高热。所以，小孩一定要多饮水，尤其是夏天，会走会跳的孩子穿衣服有一个标准，就是比成人少一件就可以了。

疫苗接种也会有发热反应

孩子接种一些疫苗之后，比如白喉、百日咳、破伤风等疫苗，都会有一些反应，发热是常见反应，这种发热多半是低热，37.5 ~ 38℃。

区别轻重缓急的标准

区别轻重缓急的标准是，一般预防接种之后的发热多半是 72 小时之内自觉退去。如果超过 72 小时还在发热，可能就不能用单纯的预防接种反应来解释了，必须要马上就医。

同时提醒一下家长，比较重要的一点就是，孩子在得感冒或者胃肠道疾病的时候，尽量推迟预防接种的时机。

低中度发热简单处理

当然，预防接种后大部分孩子的发热都是低中度发热。如果超过 38.5℃怎么办？可以适当给予单纯的退烧药，其他抗感冒的药不必服用。而低热则不用吃药，多喝水就可以了。

别小看脾虚积食，"万病根源"不夸张

饮食不当，脾胃虚弱致使食物蓄积肠胃，在胃肠无法消化发酵而产生热能的发热，以婴幼儿为最多。这种发热四肢掌心热，不像感冒的四肢冷，消食即热退而痊愈。

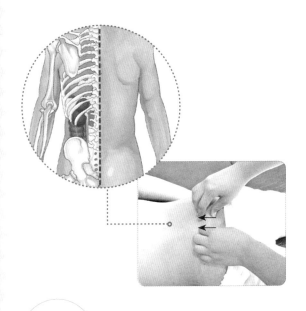

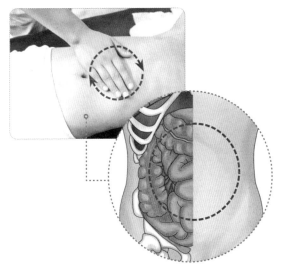

捏脊	**改善积食**

精准定位　后背正中，整个脊柱，从大椎至长强成一条直线。

推拿方法　由下而上提捏孩子脊旁 1.5 寸处 3～5 遍，每捏三次向上提一次。

取穴原理　捏脊可以促进孩子脾胃消化，避免肠胃积食引起的发热。

摩腹	**健脾助运化**

精准定位　前正中线上，两乳头连线的中点处。

推拿方法　家长以右手中间三指顺时针推拿孩子腹部 3 分钟。

取穴原理　中医认为，腹部是气血生化之源。虽然摩腹法作用于局部，但可以通过健脾助运达到培补元气的作用，从而有益于全身保健。

x

低热：在家给宝宝物理降温

随时掌握宝宝体温是要事

宝宝发热，父母测量体温，可以及时了解病情变化，这样有助于采取相应措施。测量体温有以下几种方式：腋温、口温、耳温、肛温。其中肛温最准确，但因为宝宝不配合，多数家长不喜欢采取这种方式，而最常用的测量位置是腋下。

 肛门测温　医生一般建议 5 岁以下的孩子要尽量用肛门（直肠）测温，这样最准确。

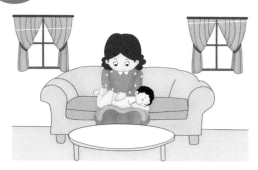

肛表头需涂润滑油，再将肛表的 1/3 插入肛门内，5 分钟后取出并记录。

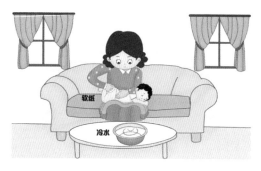

用软纸擦净肛门，用冷肥皂水清洁体温表（切忌用热水清洗，以免损坏）。

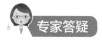 **专家答疑**

宝宝体温多少算正常？

不同部位所需要的测温时间和正常的体温范围是不同的，如：
1. 给口腔测温需要 5 ~ 7 分钟，这个部位正常的体温范围是 36.3 ~ 37.2℃；
2. 给腋下测温需要 5 分钟，这个部位正常的体温范围是 36.1 ~ 37.0℃；
3. 给肛门（直肠）测温需要 3 ~ 4 分钟，这个部位正常的体温范围是 36.6 ~ 37.7℃。

宝宝不咳嗽呼吸畅

在体温表与皮肤之间不能夹有内衣或被单，以免影响测量结果。

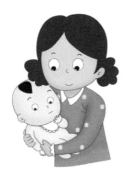

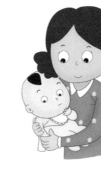

给宝宝测量腋窝温度前，要让宝宝的手臂自然下垂，将腋窝闭合1分钟，使腋窝温度稳定。

把体温表的水银柱端放入宝宝腋窝深处，父母用一只手稍用力按住宝宝的上臂（可以环抱着宝宝以帮助他合紧手臂），使体温表在腋窝中央夹紧，5分钟后取出。

若宝宝腋下有汗，一定要擦干后稍等片刻再测。

不要在宝宝刚擦浴或洗澡后马上测。

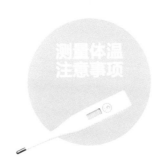

测量体温
注意事项

不要在宝宝刚喝完热水或奶后立即测量。

每天监测体温最好在固定时间进行（餐后半小时以外），这样更具有比较判断价值。宝宝发热时，测体温要勤。

宝宝吃奶、哭闹或剧烈活动后体温会升高，要稍作休息再测体温（也可以在孩子安静时或睡眠后再测体温）。

第 2 章　发热：只是症状，盲目退烧掩病情

31

发热患儿千万不能"捂"

儿童尤其是幼儿，体温调节中枢尚未发育完全，还不太会用出汗这一方法来降低体温，所以小宝宝感冒后易发热，而且往往体温很高也不能出汗降温。因此，很多人认为小孩感冒发热"捂一身汗"就能降体温，这是很不科学的做法。

越"捂"体温越高

发热的患儿千万不能"捂"，有些家长以为把孩子裹得严严实实，给孩子"捂"出一身汗来，体温就能降下来了，事实上，越"捂"体温越高。这样做不仅影响孩子散热、降温，还会诱发小儿高热惊厥甚至休克等。所以，孩子发热，第一时间要解开患儿的衣服来散热。

脱衣服注意避风

在没有冷风直吹的情况下，为宝宝脱去过多的衣服或解开衣服，有利于散热。当脱下宝宝的衣服时，他很可能会哭闹，不要因此而慌张。

6 个月以下患儿，多用温水擦浴

6 个月以下的小婴儿，医生不主张用药物，宝宝太小，吃退烧药会造成出汗，如果出汗很多，水分就会丢失很多，会造成宝宝血液循环量不够。另外，6 个月以下婴儿肾功能发育不成熟，退烧药易损害肾功能。所以小婴儿在家里退烧，多主张用物理方式降温，最常见的方法就是给小婴儿温水擦浴。

温水擦浴降温安全有效

宝宝最好的物理降温方法是温水擦浴，既安全又有效。温水擦浴全身的皮肤，可使身体表面血管扩张，促进血液循环，增强新陈代谢。温水擦浴可使患儿感到舒适而易于接受，同时还有消除汗液、清洁皮肤的作用，并且没有导致出血及惊厥的危险。

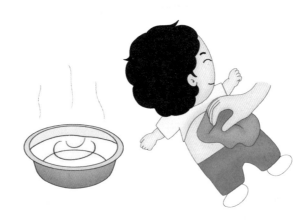

温水擦浴的方法

 水温与体温差不多

　　如果小婴儿体温在 38℃左右，将其放在 38℃左右的温水进行擦拭。洗澡的过程中，保持周围尽量没有对流风，在一个相对比较密封的环境里面，室温最好在 22～24℃。

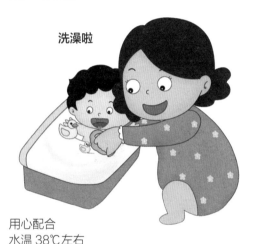

洗澡啦

用心配合
水温 38℃左右

 重点擦拭部位

　　将毛巾浸入水中，家长可以在小婴儿颈部、腋窝、肘部、腹股沟处、腘窝等全身大血管处用毛巾擦，使皮肤微红，加速散热。这种方法对孩子来说是无创的。

 盆浴时间要短

　　洗澡的时间一般控制在 10 分钟以内。

4 **保持水温相对恒定**

　　在这个过程中尽量保持水温的恒定。比如一开始是 38℃，过一会儿水温降低了，小婴儿就会不舒服，在这个过程中要不停地添加热水，但要防止烫伤。

用酒精降温的方法并不好

　　酒精比较冰，用高浓度酒精或冷水擦浴，会引起小儿血管强烈收缩，导致畏寒、浑身发抖等不适症状，甚至会加重小儿缺氧，出现低氧血症。另外，用酒精擦浴，小儿由鼻腔吸入挥发的酒精，会对其肝脏造成刺激。所以，一般不主张给小儿用酒精擦拭。

贴心
TIPS

正确用冰袋或冰枕，保护患儿大脑

人体依靠大脑的下丘脑来调节体温，宝宝因为大脑发育不够完善，接到这个调节信号后经常会出现调节过度的情况，这也是宝宝为什么比大人更容易发高热的原因。使用冰袋或冰枕也是一种物理降温方法，有利于保护脑细胞。

让宝宝睡冰枕

冰枕是什么做的？就是家里的热水袋。这种冰枕是在热水袋里面加上冰块，放上凉水，形成一个小枕头，在上面放一条薄毛巾。枕在什么地方呢？一定要枕在宝宝的后脑勺，在枕的过程中一定要注意，千万不要因为宝宝的移动或者哭闹，让宝宝弄到背部。

降温贴降温效果甚微

贴心
TIPS

贴降温贴实际上属于物理降温，贴在脑门上虽然有比较凉快的感觉，但效果很有限，因为这个位置只有一些毛细血管。而贴在腹股沟、颈部等有大动脉的位置，又会使孩子感到刺激、不舒服。所以，降温贴效果并不好，家长指望它退热是不明智的。

冰袋冷敷宝宝

通常采用冰袋冷敷头颈、腋下及两侧腹股沟的退热方法。冰袋外需要包裹毛巾或一层布，避免过冷刺激伤害宝宝。

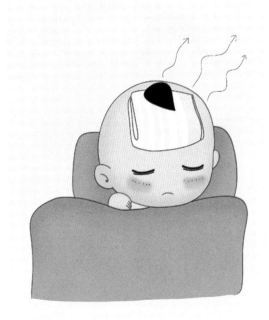

多饮白开水，防止患儿脱水

宝宝发热时，就是要出汗、排尿才能让体温降下来，所以一定要让宝宝多喝水。隔个十来分钟，就让宝宝喝水，让他能多出汗、多排尿。

喝水防止虚脱

喝水可以补充丢失的水分，防止虚脱。宝宝发热时，心率和呼吸都会增快，呼吸加快、皮肤温度升高和不同程度的出汗都增加了水分的流失，不及时补充水分容易造成脱水。特别是出汗后，应补充充足的水分，以免虚脱。一旦发生轻度到中度脱水，可以给宝宝补充电解质液体，比如含糖或含盐的温水、米汤、苹果汁、口服补液盐等。

喝水有利于帮助散热

宝宝发热时，人体细胞代谢也会加快，各种代谢都要有水的参与，所以身体此时对水的需要量会增加。

喝水可以排出毒素

多喝水才能多排尿，促进体内的毒素以及代谢废物尽快排出，利于孩子尽快康复。如果孩子实在不爱喝白开水，可以往水中加一点新鲜果汁，既能改善口味，又补充了维生素C。

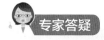 专家答疑

宝宝喝水太多会中毒吗？

据相关资料统计，水中毒一般好发于 6 个月以下婴幼儿，症状包括嗜睡、不安、厌食、呕吐、体温降低等，甚至出现全身性痉挛、昏迷的现象。

之所以出现水中毒的情形，主要因为婴幼儿的肾脏功能发育不成熟。因此，一旦宝宝喝水太多（关于喝水多少的问题见本书第 60 页），肾脏将无法及时排出体内的过多水分，而水分蓄积在血液中导致钠离子被过分稀释，造成低血钠，引起水中毒，进而影响脑部活动。

另外还有一些发生水中毒的小宝宝，主要是因为所喝的配方奶没有按照正确的比例冲泡，奶水过稀导致宝宝摄取水分过多。

鲜梨汁

材料 雪梨 1 个。

做法

1. 将雪梨洗净，去皮、去核，切成小块。
2. 将雪梨块放入榨汁机榨成汁即可。

要点 雪梨一定要新鲜，每次饮用 1 ~ 2 匙。

功效 具有清热、润肺、止咳的作用，适用于发热伴有咳嗽的宝宝。

鲜苹果汁

材料 苹果 50 克。

做法

1. 苹果洗净，去皮、去核，切小块。
2. 将苹果块放入榨汁机中，加入适量饮用水，搅打均匀即可。

要点 苹果汁宜现切现榨，这样能更多地保留苹果中的营养。

功效 含有维生素 C，可以补充营养，还可以中和体内毒素。

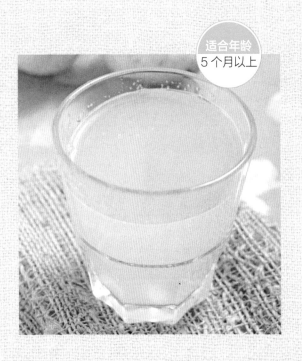

适合年龄
5 个月以上

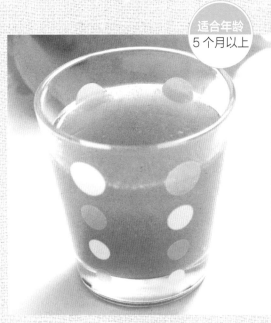

适合年龄
5 个月以上

宝宝不咳嗽呼吸畅

西瓜汁

材料 西瓜肉50克。

做法

1. 西瓜肉去子，切小块。
2. 西瓜块放入榨汁机中，打成汁即可。

要点 注意果汁可稀释一倍后再给宝宝喝。

功效 具有清热、解暑、利尿的作用，可以促进毒素的排泄。

葡萄汁

材料 葡萄30克，苹果15克。

做法

1. 将葡萄洗净，去皮、子；苹果洗净，削皮，去核，切块。
2. 将葡萄肉、苹果块分别放入榨汁机中榨汁，果汁按1：1的比例对温水后即可食用。

功效 对血管和神经系统发育有益，还能预防感冒。

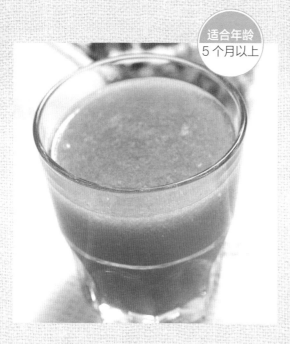

适合年龄
5个月以上

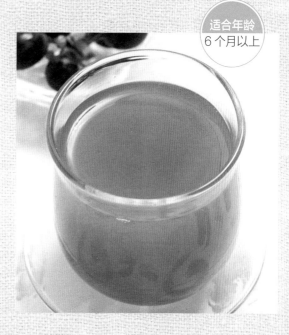

适合年龄
6个月以上

第2章 发热：只是症状，盲目退烧掩病情

饮食也要配合发热的各个时期

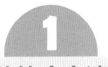

总体饮食宜清淡

发热时唾液的分泌、胃肠的活动会减弱，消化酶、胃酸、胆汁的分泌都会相应减少，而食物如果长时间滞留在胃肠道里，就会发酵、腐败，最后引起中毒。

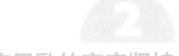

吃母乳的宝宝坚持母乳喂养

发热时，母乳宝宝要继续母乳喂养，并且增加喂养的次数和延长每次吃奶的时间。奶粉宝宝可以给予稀释的牛奶、稀释的鲜榨果汁或白开水。

添加辅食的宝宝要选易于消化的辅食

添加的辅食应易于消化，以流食或半流食为主，根据宝宝月龄选择酸奶、牛奶、藕粉、小米粥、鸡蛋羹等。可以采用少食多餐的方式喂宝宝。每餐之间喂一些西瓜汁、绿豆汤等。

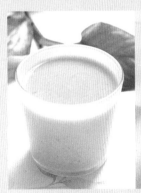
酸奶

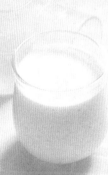
牛奶

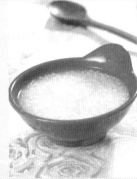
小米粥

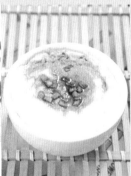
鸡蛋羹

发热伴有腹泻、呕吐时需补充富含电解质的食物

发热伴有腹泻、呕吐，但症状较轻的，可以少量多次服用自制的口服糖盐水，配制比例为500毫升水或米汤中加一平匙糖和半啤酒瓶盖食盐。

1岁左右的宝宝，4小时内服500毫升。同时还可以适当吃一些补充电解质的食物，如柑橘、香蕉等水果（含钾、钠较多），奶类与豆浆等（含钙丰富），米汤或面食（含镁较多）。症状较重的，暂时禁食，以减轻胃肠道负担，同时请医生诊治。

体温下降食欲好转时改半流质饮食或软食

如藕粉、稠粥、鸡蛋羹、面片汤等。以清淡、易消化为原则，少食多餐。不必盲目忌口，以防营养不良，抵抗力下降。伴有咳嗽、痰多的宝宝，不宜过量进食，不宜吃海鲜或过咸、过油腻的菜肴，以防引起过敏或刺激呼吸道，加重症状。

发热宝宝不可强迫进食

贴心
TIPS

有些妈妈认为发热会消耗营养，于是强迫宝宝吃东西。其实这样做会适得其反，反而让宝宝倒胃口，甚至引起呕吐、腹泻等，使病情加重。

小儿发热时食欲下降，此时以流食为主。当体温下降、食欲好转后，应改为半流质饮食或软食。

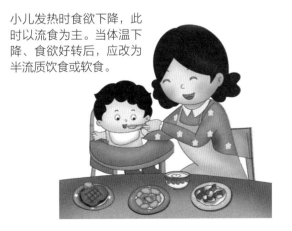

教妈妈用小儿推拿治发热

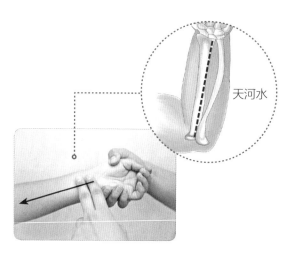

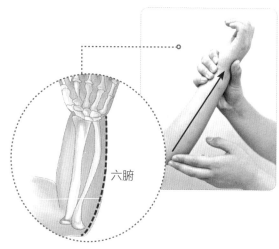

天河水

六腑

清天河水　清热解表、泻火除烦

精准定位　前臂正中，自腕至肘成一直线。

推拿方法　用食中二指指腹自腕向肘直推天河水 100 ~ 300 次。

取穴原理　清天河水能够清热解表、泻火除烦。主治孩子外感发热、内热、支气管哮喘等病症。

推六腑　清热、凉血、解毒

精准定位　前臂尺侧，腕横纹至肘横纹成一直线。

推拿方法　用拇指指端或食中二指指端，沿着孩子的前臂尺侧，从肘横纹处推向腕横纹处，操作 300 次。

取穴原理　推六腑有清热、凉血、解毒的功效，对感冒引起的发热、支气管哮喘有调理作用。

中度发热：妈妈可考虑用退烧药

宝宝超过 38.5℃，才需药物治疗

在排除小儿由于哭闹、进食、运动、衣被过厚、室温等因素的影响后，一般患儿低热时不主张使用药物降温。如果患儿精神状态好，嬉戏如常，可采用补充水分、降低环境温度、温水擦浴等较为简易实用的物理降温方法。当体温达到 38.5℃以上，才给予药物治疗。

普通发热建议只用 1 种药

大多数情况下，使用 1 种退烧药就能缓解病情，同时多种药混用会增大出现不良反应的风险。退烧药的起效时间因人而异，一般 0.5 ～ 2 小时内见效。家长如果发现孩子服对乙酰氨基酚后哭闹减轻（可能是头痛症状减轻），服布洛芬后开始出汗，证明药开始起效了，不要急着加药或换药。

高热不退时正确交替使用退烧药

如果正确用药仍然持续高热不退时，可以考虑两种退烧药交替使用。例如，对乙酰氨基酚用了 2 小时后没有退热，但其最小用药间隔是 4 小时，这时，不能再用对乙酰氨基酚，只能将另一种退烧药布洛芬与其交替服用。服两种药的最小间隔时间是 2 小时。因为通常一种退烧药吃进去后，大约需要 2 小时才能发挥有效治疗效果，如果 2 小时后体温仍然维持在 38.5℃以上，可以理解为该药不能有效退烧，这时才需要和另一种药交替使用。两种退烧药交替使用时，每天分别最多服用 4 次。

贴心 TIPS

服药后不必急于去医院

事实上，发热患儿如无咳嗽、流鼻涕等症状，可在家先服一般的儿童感冒药并协同用物理方法退烧，不必急于到医院就诊。当然，如果孩子发生高热伴有气促、抽搐、咳嗽、咽喉肿痛等症状时，一定要去医院。

宝宝常用退烧药有哪些

儿童使用安全的退烧药

对乙酰氨基酚

代表药有扑热息痛、泰诺林、小儿百服宁。因其起效较快，作用强且安全，被世界各国广泛推荐和使用。目前该药是世界卫生组织（WHO）推荐的针对大于6个月的婴儿和儿童高热的首选药。

该药吸收快速而完全，口服30分钟内产生退热作用，但控制体温的时间相对较短，2~4小时。常规剂量下，不良反应很少，偶尔可引起恶心、呕吐、出汗、腹痛、皮肤苍白等；但长期大量使用，会导致肝肾功能异常，也可增加婴儿哮喘的发病率。

布洛芬

代表药有美林。该药散热效果维持时间长，平均控制退热时间为5小时，退热平稳持久，且毒性低。对于39℃以上的高热，布洛芬退热效果比对乙酰氨基酚要好。

但布洛芬可引起轻度的胃肠道不适，偶有皮疹、耳鸣、头痛，以及影响凝血功能及升高转氨酶等，也有引起胃肠道出血和加重溃疡的报道。一般用于6个月以上的高热患儿。

儿童使用受到严格限制的退烧药

阿司匹林（乙酰水杨酸）

该药退热快、效果可靠，但可引起胃肠道出血、血小板减少、瑞氏(Reye) 综合征（急性脑病合并内脏脂肪变性）。

赖氨酸阿司匹林

是赖氨酸和阿司匹林的结合物，具有解热、镇痛、消炎的作用。其解热作用强、起效快，作用缓和而持久，可避免单独口服阿司匹林对胃肠道的刺激。

但因含有阿司匹林，长期应用可能诱发瑞氏综合征，或诱发过敏性休克和哮喘重度发作。该药在12岁以下儿童，尤其是有发热及脱水者应慎用，3个月以下婴儿禁用。

复方氨基比林（安痛定）

该药为一种强效退烧药，在短期内反复多次应用易发生急性颗粒性白细胞缺乏症。对某些患儿来说，还可诱发急性溶血性贫血。此外，如果注射剂量过大，会使患儿体温骤降，出汗过多，引起虚脱。此药婴幼儿禁用，年长儿慎用。

服用退烧药应注意什么

1 口服退烧药一般可 4 ~ 6 小时服用 1 次，每日不超过 4 次。

2 尽量选用 1 种退烧药，尤其应注意一些中成感冒药，其中常含有对乙酰氨基酚等西药退烧药成分，应避免重复用药。

3 糖皮质激素不能作为小儿高热抗炎降温的常用药物，否则很容易引起虚脱、水电解质紊乱，还可降低机体抵抗力。

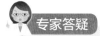 **专家答疑**

退烧药别超过 3 天？

有些退烧药存在一定的肝肾毒性和神经毒性，使用时一定要注意用量。因此，用退烧药时要注意安全剂量，一般来说，连续使用不要超过 3 天，各种药物还要注意最大用量，以免产生毒性。药物发挥作用需要一定的时间，体温不可能、也不应该在短时间内迅速降下来，如重复使用退烧药，最好间隔 6 小时以上。

如果患者连续 3 天服用退烧药，但仍无明显好转，就需要前往医院，因为这意味着病情较为严重和复杂，需要做进一步的详细检查和治疗。

4 退烧药不宜空腹给药，尽量饭后服用，以避免药物对胃肠道的刺激。

5 服退烧药时应多饮水，及时补充电解质，以利于排汗降温，防止发生虚脱。

6 反复使用退烧药时，要勤查血常规，以监测粒细胞数量是否减少。

7 退烧药疗程不宜超过 3 天，热退即停服，服药 3 天后仍发热时应咨询医生。

8 体弱、失水、虚脱患儿不宜再给予解热发汗药物，以免加重病情。

总之，对于儿童发热，家长首先应冷静，随时观察孩子发热后的精神状况，在医生明确诊断后，合理地选用降温措施或药物，才会使患儿恢复得更快。

39.1 ~ 41℃为高热：应及时就医

发现宝宝这些情况，需要马上就医

高热惊厥的特点

1 小儿在非中枢神经系统感染时，出现38.5℃以上，特别是39℃以上的高热时最易发生惊厥。惊厥为全身性的，表现多为突然发作，意识丧失，双眼球固定、上翻或斜视，头后仰，四肢抽动或呈强直状，口角或面肌抽动，可伴有呼吸暂停，面色青紫或苍白。重者出现口唇青紫，有时可伴有大小便失禁。持续时间短，一般少于10分钟。

2 惊厥均发生在发热开始24小时。特别是12小时内，体温骤升时。

3 惊厥后意识恢复快，无神经系统异常体征。

4 高热惊厥的发生与遗传和环境因素有关，患者中约24%有高热惊厥家族史，4%有癫痫家族史。

什么时候需要看医生

1 宝宝第一次出现高热惊厥。

2 宝宝1岁之内发生高热惊厥。

3 直系亲属尤其是父母有高热惊厥或癫痫病史。

4 频繁的复杂性高热惊厥。

5 复发的高热惊厥，但发作时的表现与以往显著不同。

专家答疑

有过惊厥史能打疫苗吗？

如果宝宝有惊厥史、癫痫史，一般不能接种百日咳疫苗、流脑疫苗，因这些疫苗可诱发惊厥。当妈妈带宝宝打疫苗时，要和负责预防接种的医生说一下以前曾出现过惊厥（次数、持续时间、首次出现时间等），让医生决定宝宝是否可以接种。

发热患儿到医院究竟查什么

发热是炎症的结果，可以到医院检查引起炎症的原因。炎症包括病毒、细菌、支原体、过敏等多种因素。千万不要认为，咽红、流涕、咳嗽就一定是细菌感染。发热患儿到医院，医生常建议检测血常规和 C- 反应蛋白。

何为 C- 反应蛋白（CRP）

C- 反应蛋白可在各种急性炎症、损伤等发作后数小时内迅速升高，并有成倍增长之势。病变好转后又迅速降至正常，其升高幅度与感染的程度成正相关，被认为是急性炎症时反应最主要、最敏感的指标之一。

如果血常规检查白细胞至少超过 15×10^9 个 / 升和 CRP 超过 30，提示可能是细菌感染。

医生根据 CRP 结果选用药物

CRP 与白细胞总数、红细胞沉降率和多形核（中性）白细胞数量等具有相关性，尤其与白细胞总数存在正相关。可帮助辨别感染类型，并用于细菌和病毒感染的鉴别诊断：细菌感染时，CRP 水平升高；而病毒感染时，CRP 不升高或轻度升高。所以，医生可根据 CRP 结果有针对性地选择药物。

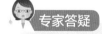 专家答疑

**去医院的过程当中，
有没有什么需要注意的地方？**

送医院的途中，不要给孩子捂得太厚，坐车最好通风。同时可以用一些物理方法降温。

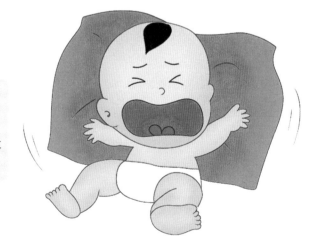

小儿高热惊厥，如何急救

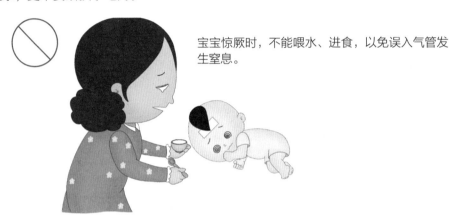

小儿发生惊厥，也就是痉挛时，家长首先要镇静。不要大声哭叫或摇动孩子，也不要喂水，更不要给孩子吃药。

宝宝惊厥时，不能喂水、进食，以免误入气管发生窒息。

高热可加重痉挛，增加耗氧量，引起脑水肿，故应采取有效的降温措施。

父母要保持镇静，迅速将孩子抱到床上，使之平卧，解开衣扣、衣领、裤带，采用物理方法降温，如让孩子躺在阴凉通风处，用冷毛巾放在颈部，使体温很快下降。

可在患儿的前额放一块冷湿的毛巾，经常更换冷敷。

1. 不可以用力摇晃孩子、强行控制肢体抽动、捂汗退热，这些方法都是不正确的。

2. 如果采取以上处理，抽搐不能平息，以致引起呼吸停止，则马上进行人工呼吸心外按压，同时立即通知120（或急救车，二者选其一）送医院诊治，切切延误。家长切记不要自行抱宝宝奔跑，如果有气管内异物吸入，将会加重窒息程度。

4 保持孩子呼吸道通畅，使其头偏向一侧，以免痰液吸入气管引起窒息。及时清除口腔内分泌物，防止堵塞气管。

用布包着竹筷或将手绢拧成麻花状塞在患儿的上下牙齿间，以防痉挛时咬伤舌头。口腔有分泌物、食物时，要及时清除干净，确保呼吸通畅。如果患儿已咬紧牙关，不要强行撬开。

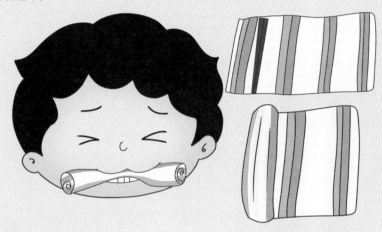

5 用手指甲掐人中穴止痉，必要时可用针刺人中、合谷等穴位。

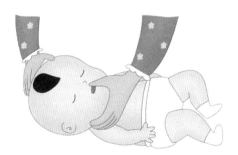

6 由于高热惊厥容易反复发作，因此，有过高热惊厥的孩子一旦发热，应赶快吃些退热药和镇静药，防止体温突然上升引起抽搐。止抽后，应及时去医院就诊，以便明确诊断。

如果采取以上措施，痉挛不能平息，以致引起呼吸停止，则马上进行人工呼吸，并立即送医院诊治，切勿延误。

如何预防高热惊厥的复发

高热惊厥常有复发，在初次惊厥发作以后，25% ~ 40%（平均33%）的宝宝在以后的热性病时会出现惊厥复发。在高热惊厥宝宝中，1/3有第二次惊厥，其中的1/2有第三次发作。

根据起病年龄预测复发

复发的预测主要是根据起病的年龄。初次发作在1岁以内的患儿复发率最高，大约1/2病例会复发。

如果是复杂性高热惊厥，家族中有癫痫病史者，复发机会更高。高热惊厥发作持续时间长，是其频繁发作的危险因素。

及时退烧是预防复发的法宝

当宝宝体温超过38.5℃时，妈妈就要及时为宝宝采取降温措施，尤其是曾发生过高热惊厥的宝宝，38℃时就要准备吃退烧药。

物理降温

可以用20℃左右的凉水湿敷宝宝的头部。此外，可以用冰枕或冰袋，一发热就敷在头上或大动脉处，如脖子下、大腿根等地方。同时，高热不退时还可以洗温水澡，全身用温水擦拭，促进外周血管扩张，利于热量散出。

药物退热

家中应常备宝宝退烧药，如美林、泰诺林等。当物理降温法没有效果时，要及时用药物降温。也可以二者同时进行。另外，服药后还应多喝温水，以利出汗排热。

如果在家中不能退热，要及时去医院。

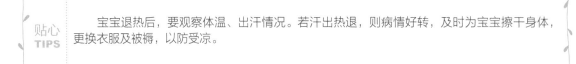

贴心 TIPS 宝宝退热后，要观察体温、出汗情况。若汗出热退，则病情好转，及时为宝宝擦干身体，更换衣服及被褥，以防受凉。

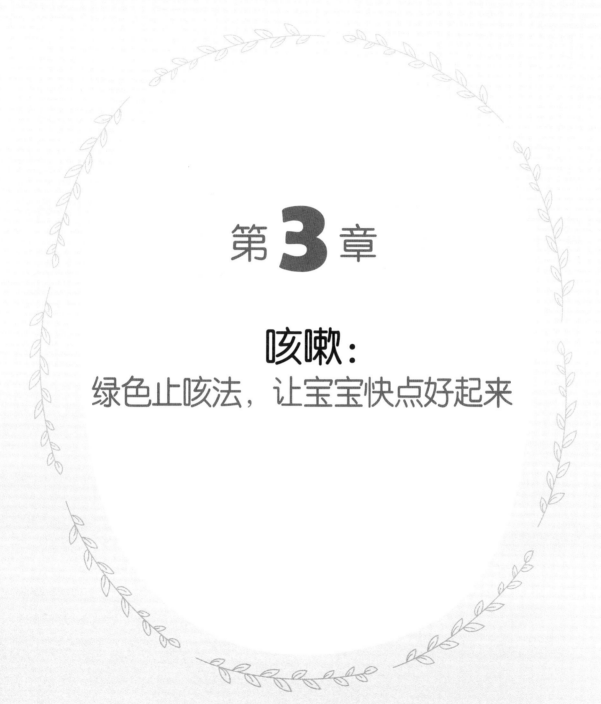

第**3**章

咳嗽：
绿色止咳法，让宝宝快点好起来

辨别症状，找出病因

咳嗽是儿童呼吸系统疾病的主要症状之一，作为人体的一种防御功能，它可以清除呼吸道的分泌物，保护呼吸道。但"久咳会不会转成肺炎""哪种咳嗽该去医院""一咳嗽是不是就得吃止咳药"……这些担心和疑惑时时困扰着家长，让他们难以抉择。

轻度咳嗽有益，无须服药

咳嗽是一种临床症状，不是疾病的名称。它是一种保护性呼吸道反射。

当人体的呼吸道受到外界的各种刺激（如冷空气、烟雾等）时，神经末梢就立即给大脑延髓咳嗽中枢发出信号。于是，大脑下达指令：赶紧咳嗽，把"入侵者"赶出去！于是，咳嗽就出现了。

咳嗽是一种有益的动作。作为家长，心里一定要有这个概念。因此，在一般情况下，对轻度而不频繁的咳嗽，只要将痰液或异物排出，就可以自然缓解，无须应用镇咳药。

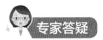
专家答疑

什么情况下的咳嗽需要就医

对那些无痰而剧烈的干咳，或有痰而过于频繁的剧咳，不仅增加患者的痛苦，影响休息和睡眠，增加体力消耗，甚至还会促进病症的发展，产生其他并发症，在这种情况下就需要到医院就诊，并且应该适当地服用镇咳药，以缓解咳嗽。

当心是否为慢性咳嗽

短期的咳嗽并不可怕，但如果咳嗽时间持续过久，则要当心是否为慢性咳嗽了。

引起慢性咳嗽的原因

鼻后滴流综合征、支气管哮喘、胃食道反流病、嗜酸细胞性支气管炎、慢性支气管炎、支气管扩张、支气管内膜结核以及某些药物等所致。其中前三种病占慢性咳嗽病因的90%。

如果是顽固性咳嗽，且咳嗽多发于夜间或凌晨，常为刺激性咳嗽，肺部检查无哮鸣音。这个时候就该警惕是否患上了一种特殊类型的哮喘——医学上称为"咳嗽性哮喘"。此类患者常常被误诊为慢性支气管炎或慢性咽喉炎，长期使用抗生素而症状却得不到缓解。

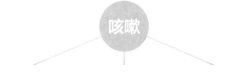

急性咳嗽	亚急性咳嗽	慢性咳嗽
通常指咳嗽时间在3周之内，常见的原因包括：感冒，急性气管或支气管炎，急性鼻炎等。	指3～8周的咳嗽，例如上呼吸道感染后出现的咳嗽。	咳嗽时间持续8周以上，又无明显肺部疾病证据的咳嗽。

注意，5 种咳嗽须上医院

一般说来，家长也不必一听到孩子咳嗽，就急忙带他们去医院，因为很多感冒只要在家精心照顾就能痊愈，除了以下 5 种：

夜间干咳

如果孩子咳嗽不断，且一到晚上症状就加重，家长则要小心了。这可能是哮喘的症状。此时，应该带孩子去看医生，如果他们出现无法吃饭、喝水或说话困难，最好叫急救车。

发热伴随咳嗽

孩子出现高热，同时伴有无力、嘶哑的咳嗽，身体酸痛，流鼻涕。这种症状通常是流感，6 个月以上的宝宝可以服用退烧药，也可以把布洛芬混在辅食中给孩子服用。

呼吸时发出异常声音的咳嗽

如果孩子已经感冒好几天，咳嗽声发生了一些变化，出现了嘶嘶的声音，呼吸也显得急促，且很爱发脾气，可能是支气管炎造成的。可以带他去看医生，同时要鼓励孩子多休息、喝点果汁，严重时，可能需要吸氧。

发出嘀嘀声的咳嗽

孩子感冒一周后出现咳嗽症状，有时，一次呼吸会咳嗽 20 多次，在吸气的时候还会发出嘀嘀的声音。这是细菌感染的症状，可能有痰液甚至块状物阻塞了呼吸道，需要马上去医院，6 个月以下的婴儿需要住院观察。

痰多影响呼吸的咳嗽

孩子感冒一周后，情况没有好转，且咳嗽后痰变得很多，呼吸也比平时快了。这很可能是肺炎的症状，要送孩子去医院照 X 光，且要使用抗生素。一般来说，肺炎是可以在家里照料的，但是严重的要住院。

咳嗽有痰无痰，区别不一样

事实上，咳嗽的原因多样，家长可以根据下面这些表现初步做出判断，并决定下一步该如何治疗。

干咳

咳嗽无痰或痰量极少，可以是阵发性干咳、单声清嗓样干咳，伴咽部不适、疼痛、刺痒、干燥感或异物感等，总觉得有东西贴在喉咙上，咳几下可缓解这种不适。这种咳可能是急性支气管炎初期、急慢性咽炎及过敏性咳嗽引起。

1 家长给孩子多喝水，饮食清淡，忌辛辣刺激、过冷过热的食物，保持口腔清洁。

2 消除各种致病因素，积极治疗鼻及鼻咽慢性炎症，预防急性上呼吸道感染。

3 如果是3个月内的宝宝持续咳嗽，有高热，出现呼吸困难，要及时就诊。平时可以给6个月以上的孩子喝百合绿豆饮：绿豆20克，百合15克，冰糖适量，加水同煮，喝汤吃绿豆，每日1次，连用数日。

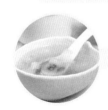

百合绿豆饮

湿咳

咳嗽有痰，可单咳或阵咳，痰液可以是清痰或黄绿色脓痰。原因可能是支气管炎或肺炎恢复期、支气管扩张、肺脓肿、鼻窦炎及迁廷性细菌性支气管炎，这种咳建议尽早就医。

1 治疗通常建议以化痰为主，不能单纯止咳，慎重用药。

2 合理饮水，少食多餐，使痰液稀薄容易咳出。

3 清淡饮食，避免生冷油腻。还可以给1岁以上的孩子多喝萝卜蜂蜜水。

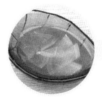

萝卜蜂蜜水

看咳嗽的时间及性质知病情

1 突发性呛咳

无任何先兆，突然出现剧烈呛咳，可有憋气、声嘶、面色苍白或青紫、呼吸困难甚至窒息。特别是半岁至2岁的孩子，可能是在大人不注意时将异物放进了嘴里，不小心误入咽喉或气管引起。

一旦发生意外吸入窒息，应就地采取抢救措施，具体做法是：

1. 让患儿趴在救护者膝盖上，头朝下，托其胸，拍其背部使患儿咳出异物。

2. 采用迫挤胃部法，由救护者抱住患儿腰部，用双手食指、中指、无名指顶压其上腹部，用力向后上方挤压，压后放松，重复而有节奏地进行，以形成冲击气流，把异物冲出。

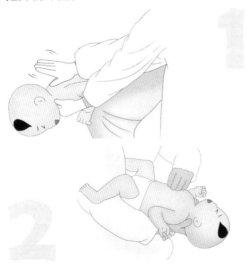

2 发作性咳嗽

为阵发性痉挛性咳嗽，剧烈时伴面部憋红甚至面色青紫，晚上明显，有时可阵咳数分钟。原因可能是百日咳综合征，也可能是支气管内膜结核及过敏性咳嗽等。应尽量让孩子保持安静，保持呼吸道通畅。出现剧烈咳嗽时，应尽快就诊。

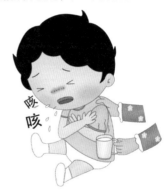

3 夜咳

咳嗽最重时通常出现在孩子入睡后的2个小时或凌晨6点左右，与夜间迷走神经兴奋性增高有关。原因可能是以咳嗽为表现的哮喘（咳嗽变异性哮喘）、百日咳综合征。这样的孩子要多饮水，多吃新鲜果蔬和清淡食物，不要吃辛辣刺激性的食物。同时建议及早就医。

听咳嗽的音色，第一时间做出处理

咳嗽声嘶哑

阵阵干咳时，伴有"哐哐哐"的破竹声，并呈犬吠样咳嗽，症状通常晚上严重，白天好转，伴有咽喉疼痛。这种咳多为声带炎症，原因可能是急性喉炎。

1 应尽量让宝宝少量多次喝水，保持空气湿度。

2 让宝宝保持安静和呼吸道通畅。

3 急性喉炎在前2～3天晚上会特别严重，严重时会有生命危险。当发展为犬吠样剧烈咳嗽时，应尽快就诊。

咳喘

咳嗽多为刺激性干咳，少痰，伴气喘、呼吸困难，咳嗽气喘大多夜间或清晨发作，或运动后和哭闹时加剧，伴有咽喉发痒。常因感冒、运动、冷空气吸入而诱发并加重，也可因接触花粉、尘埃、某种食物而发作。病因可能是支气管哮喘、毛细支气管炎等。

1 注意饮食清淡、易于消化，不宜过饱、过甜、过咸和油腻。

2 保持空气新鲜、流通；室内要尽量减少可能导致过敏的物质。

鸡鸣样咳嗽

表现为连续阵发性剧咳，伴有高调吸气回声，原因可能是百日咳综合征。

1 注意让宝宝保持安静，并保持呼吸道通畅。

2 出现剧烈咳嗽，应尽早就诊。可以用梨、冰糖、川贝母煮水给孩子喝。

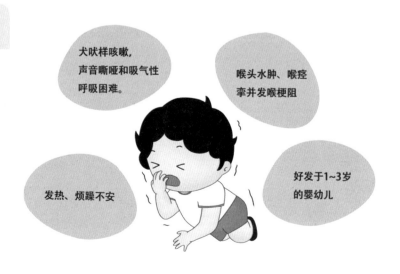

犬吠样咳嗽，声音嘶哑和吸气性呼吸困难。

喉头水肿、喉痉挛并发喉梗阻

好发于1~3岁的婴幼儿

发热、烦躁不安

咳嗽的 5 个常见原因

1 风寒咳嗽

风寒咳嗽往往是因为身体受寒引起的。最典型的症状是：舌苔发白，出现怕冷、畏寒、怕风等感冒的症状，流清涕或是鼻腔干燥，没有鼻涕。咳嗽无痰或是吐白色泡沫痰。

2 风热咳嗽

风热咳嗽主要是受热邪或内热重引起的，主要症状是舌尖、口唇很红，伴有口臭、眼屎多、流黄脓鼻涕、吐黄脓痰。

3 支气管炎咳嗽

支气管炎是细菌或病毒入侵支气管引起的咳嗽，支气管炎导致的咳嗽往往特别厉害，使宝宝非常难受。

4 积食性咳嗽

积食性咳嗽是因为积食引起的，有时候宝宝吃了太多巧克力、糖或是肉、鱼虾等高蛋白食物，就会出现积食、咳嗽、发热、呕吐及厌食等症状。积食性咳嗽最典型的症状是白天不咳，睡觉一平躺就咳个不停。

如果宝宝睡熟后，半夜突然咳，妈妈要警惕是不是宝宝积食了。回忆一下宝宝最近的饮食，同时观察宝宝舌头上的脾胃反射区，有没有舌苔白厚、黄腻等症状。如果有，甚至还有口臭，就很可能是积食了。

5 过敏性咳嗽（咳嗽性哮喘）

小儿过敏性咳嗽又称咳嗽性哮喘，是孩子常见的呼吸道疾病，换季时节是过敏性咳嗽的高发季节。小儿过敏性咳嗽以持续性或反复性咳嗽为主要症状，多在接触过敏原或刺激性气味后咳嗽，夜间明显，家长们总认为这是孩子体质差而引起的反复感冒，于是使用一些抗生素，却往往适得其反。

防止发生这类咳嗽，应及时脱离引起呼吸道刺激的环境，避免接触过敏原，去除各种诱发因素，如着凉、花粉、尘螨、烟味、油漆、冰冷饮料等。

妈妈该怎么照顾咳嗽的宝宝

对绿色疗法要坚定信心

一旦确诊宝宝患的是常见疾病，父母就需要放下焦虑，坚定信心，选择一些更健康、更安全、对身体伤害更小的绿色疗法给宝宝治病。

常见的绿色疗法有食疗方、推拿方、敷贴等。

细心观察宝宝的身心状态

宝宝生病了，妈妈总希望宝宝快点好起来。但任何疾病都有一个恢复期，所以宝宝生病时，家长需要先冷静。

认真观察宝宝的精神状态，仔细回想宝宝近期的饮食情况，尤其要回想有没有什么特别的状况。这样更容易了解宝宝的情况是否紧急，也更能做到心里有数。即使去医院，也能更详细地把宝宝的状况描述给医生。

耐心进行，急于求成不可取

那么咳嗽多长时间，孩子才能恢复呢？

呼吸道黏膜表面有个非常重要的结构，叫黏液纤毛清除系统，它们可将病原微生物等异物排出体外，从而发挥有效的保护作用。

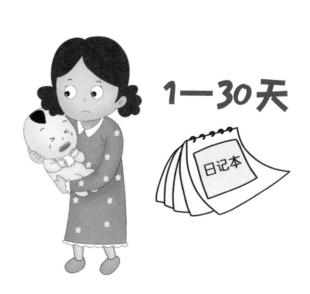

有国外学者研究，一次感冒会导致气道表面的纤毛损伤，至少需要 32 天才能再生至正常水平。所以，一次感冒，咳嗽可能会持续 1 个月。所以，孩子恢复有个过程，只要咳嗽不严重，不能急躁，更不要见咳嗽就用抗生素。

症状拿不准，早点去医院

如果自己拿不准症状，一定要先去医院，检查确诊。千万不要讳疾忌医。早点去医院，早放心。

一旦确诊，无论疾病轻重缓急，妈妈都需要有耐心、有信心。很多妈妈一定也有类似的经验，宝宝生病时，去医院吃药、输液，病情是控制住了，宝宝身体却越来越差，到最后平均一个月要去一次医院。如果问医生为什么会这样，医生大多会告诉你是先天体质不佳。

中医辨证施治

一般咳嗽初期宜辛散宣肺，中期宜化痰清肺，后期宜补气养阴。感染性咳嗽中医多按温病论治，变态反应性咳嗽（过敏性咳嗽）多按内伤论治。上呼吸道病变的咳嗽注重宣肺利咽，下呼吸道病变的咳嗽注重祛痰顺气，并注重肺与大肠相表里的通达关系，通腑可以泻肺。

西医对因治疗

细菌感染引起的咳嗽可选用敏感的抗生素如青霉素、先锋霉素等治疗；支原体感染者应选阿奇霉素等红霉素族药物治疗。

对症处理

痰多黏稠不易咳出时，应喝足够的水以稀释痰液，并可用祛痰药如祛痰灵、鲜竹沥口服液及雾化吸入疗法以助排痰；剧咳时可给予非那根等镇静止咳。

贴心
TIPS

分清病因病位

诊疗小儿咳嗽首先要明确导致咳嗽的原因，常见原因主要有呼吸道疾病（咽、喉、气管、支气管、肺部的炎症，异物、刺激性气体吸入等）、胸膜疾病、心血管疾病（如心肌炎、心律失常）及中枢性因素等。

咳嗽的病因不止于肺，而咳嗽的病位不离于肺，俗话说"肺气如钟撞则鸣"，咳嗽是外邪或脏腑功能失调导致肺功能失常而引起的主要症状。

咳嗽要分清是感染性还是变态反应性，是急性还是慢性，是上呼吸道还是下呼吸道。

治咳嗽有顺序，先排痰再止咳

宝宝年纪小，还不会正确咳痰，痰液容易积聚在体内。宝宝一旦患了呼吸道疾病，常常会伴有频繁咳嗽，再加上宝宝的气管、支气管比较狭小，因炎症而产生的痰液较难排出。有一些家长一听到宝宝咳嗽，就特别紧张，急着给予止咳药，其实应该先给孩子祛痰。

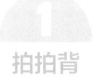

拍拍背

在宝宝的前胸和后背（左右肺部的位置）由下而上有次序地拍打，尤其是在宝宝的背部和胸部的下方痰液更易积聚的地方。

多喝水

在咳嗽期间，如果体内缺水，痰液也会变得黏稠而不易咳出，若能多饮水，则可使黏稠的分泌物得到稀释，容易咳出。

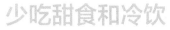

少吃甜食和冷饮

注意少吃甜食和冷饮，因为甜食和冷饮从中医上来说，比较容易生痰。

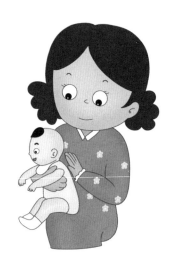

婴儿剧烈咳嗽时，最好将其抱起，使他的上身呈45度角，同时用手轻拍宝宝的背部，使黏附在气管上的分泌物易于咳出。

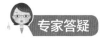 专家答疑

宝宝咳嗽应用什么药？

在宝宝咳嗽时，首先应该把着眼点放在排痰上，先设法帮孩子排痰，在药物的选择上，应首选具有祛痰功效的药物，以使黏附在支气管黏膜的痰液得到稀释，并借助咳嗽的动作，从而达到减轻咳嗽的效果。

使用加湿器保持空气湿度

保持空气温度、湿度和洁净度十分重要。恰当的室内湿度，利于痰液稀释而咳出，空气太干燥，痰液滞留在气管壁上不易排出。

空气湿度

最好坚持每天换水，使用一周左右，按说明书的要求清洁一次。

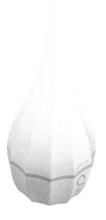

用加湿器使室内湿度保持在 40%~50%，太湿也不行，容易滋生细菌霉菌。

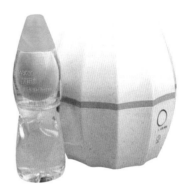

选择吸入水蒸气的方式降低气道的过度反应，但不能使用自来水或矿泉水，要使用蒸馏水或生理盐水。

生病期间的饮食以清淡为主

宝宝生病期间的饮食要以清淡为主，同时要保证富含营养且易消化、吸收。若宝宝食欲不佳，可做一些味道清淡的菜粥、片汤、面汤。既可以促进宝宝进食，又能够补充体力，加快恢复。

为了祛痰，水果要挑着吃

不是所有水果都适合咳嗽的宝宝吃，例如枇杷、梨等，这些具有清热化痰、健脾养肺功效的水果，可以让宝宝多吃。但像苹果、橘子、葡萄等酸甜口感的水果不宜多吃，因为酸能敛痰，使痰不易咳出。

多喝白开水稀释痰液

要喝足够的水，来满足患儿生理代谢需要。因为充足的水分可帮助稀释痰液，使痰易于咳出，最好是白开水，绝不能用各种饮料来代替白开水。

未添加辅食的宝宝

一般来说，只要宝宝的吃奶状况正常，就不需要再额外补充水分，除非天气非常炎热、室内没有空调的情况下，才可以补充少量白开水。

添加辅食的宝宝

6个月之后的婴儿，多半已经开始接触奶水之外的其他辅食，水分摄取的来源更加丰富。因此，可以在宝宝进食后或两餐之间补充少量白开水。

不同年龄段宝宝平均水分摄取量

年龄	平均体重（千克）	每日总水量（毫升）
3天	3.0	250 ~ 300
10天	3.2	400 ~ 500
3个月	5.4	750 ~ 850
6个月	7.3	950 ~ 1100
9个月	8.6	1100 ~ 1250
1岁	9.5	1150 ~ 1300
2岁	11.8	1350 ~ 1500

注：以每日摄入所有含水分的食品（如白开水、纯母乳、配方奶等）共计每日总水量。

正确的喝水时机

婴幼儿喝水应以不影响正餐为原则，可以通过观察宝宝每天的排尿状况来判断是否缺水。

一般来说，1岁以下宝宝每天应该换6 ~ 8次尿布或纸尿裤，年龄较大的宝宝每天应该排尿4 ~ 5次。当宝宝出现以下5种状况时，就需要及时补水。

状况1：尿味很重。

状况2：尿的颜色很黄。

状况3：便秘。

状况4：嘴唇干裂。

状况5：哭泣时没有眼泪。

喝水3多原则

1. 多尝试
每个宝宝的喜好与个性都不同，无论用汤匙喂、用吸管喝水，还是用普通的杯子，都建议让宝宝多多尝试，找出宝宝喜欢的喝水方式。

2. 多练习
不妨为宝宝选购个人专属的可爱水杯，让宝宝因为喜欢水杯进而喜欢上喝水，用循循善诱的方式多加练习。

3. 多鼓励
与其一味禁止宝宝喝饮料，不妨用赞美代替责备，鼓励并称赞宝宝多喝水的行为。

预防宝宝咳嗽，为妈妈们分忧

给宝宝穿衣做"加减法"

及时增减衣被，小孩子体质热，所以很多宝宝咳嗽不是受寒咳嗽，而是因为穿太多引起肺热咳嗽。在有暖气的房间里，孩子的衣物一定要注意，宝宝的衣服与爸爸妈妈的衣服一样，甚至可以让宝宝的衣服比成人少一件。

饮食牢记"一多一少"

多食用新鲜蔬果

可补充足够的矿物质及维生素，对感冒咳嗽的恢复很有益处。多食含有胡萝卜素的蔬果，如猕猴桃、番茄、胡萝卜等，一些富含维生素 A 或胡萝卜素的食物，对呼吸道黏膜的恢复是非常有帮助的。

少食咸或甜的食物

吃咸易诱发咳嗽或使咳嗽加重，吃甜助热生痰，所以应尽量少吃。禁食刺激性食物如辛辣、油炸、冷食、冷饮及致敏性的海产品；炒花生、炒瓜子之类的零食也应忌食。

咳嗽期间，务必严格控制饮食，拒绝鱼虾、海鲜、羊肉等各种发物。

寒凉食物碰不得

咳嗽时不宜让宝宝吃寒凉食物，尤其是冷饮或冰激凌等。中医认为身体一旦受寒，就会伤及肺脏，如果是因肺部疾患引起的咳嗽，此时再吃冷饮，就容易造成肺气闭塞，症状加重，日久不愈。

另外，宝宝咳嗽时多会伴有痰，痰的多少跟脾有关，而脾主管饮食消化及吸收，一旦过多进食寒凉冷饮，就会伤及脾胃，造成脾的功能下降，聚湿生痰。

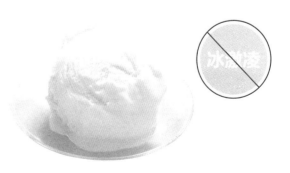

冰激凌

补充维生素 C，缓解咳嗽

维生素 C 是体内的清道夫，能清除包括病毒在内的各种毒素，缩短感冒时间。维生素 C 可以减少咳嗽、打喷嚏及其他症状。

补充维生素 C 最简便的方法就是喝果汁，柳橙汁、葡萄柚汁等都是维生素 C 的好来源。但注意，痰多的时候不宜进食酸味果汁。

维生素 C 最佳摄入量

0 ~ 6 个月：40 毫克／日　　　　7 ~ 12 个月：40 毫克／日　　　　1 ~ 3 岁：40 毫克／日

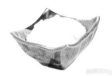

4 ~ 6 个月
每 100 克土豆
含维生素 C 27 毫克

7 ~ 9 个月
每 100 克猕猴桃含
维生素 C 62 毫克

10 ~ 12 个月
新鲜水果如橘子、
柚子、橙子、鲜枣等
切成小片

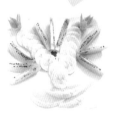

1 ~ 3 岁
如樱桃、番茄、橙子、
猕猴桃及圆白菜等富含
维生素 C

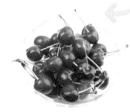

如何给宝宝补充维生素 C

多吃新鲜水果
柑橘类水果如橙子、橘子、柚子及鲜枣、猕猴桃、草莓等含有丰富的维生素 C。

▼

多吃新鲜蔬菜
圆白菜、菜花、荠菜、芥蓝、大白菜、白萝卜、藕、苦瓜、番茄、甜椒等都是维生素 C 的良好来源。

▼

在医生指导下服用维生素 C 制剂
维生素 C 并没有直接抗流感病毒的作用，但可以提高机体抵抗力。对于复感儿，可在医生指导下适当补充维生素 C 制剂，但不建议长期使用，临床建议以 3 个月为宜。

樱桃黄瓜汁

材料　黄瓜 30 克，樱桃 15 克。
调料　冰糖少量。
做法
1. 樱桃洗净，去核；黄瓜洗净，去皮，切小段。
2. 将备好的黄瓜、樱桃和冰糖放入榨汁机中，加少许水榨汁。
3. 倒入杯中即可饮用。
功效　防治贫血、增强抵抗力。

水果豆腐

材料　嫩豆腐 30 克，橘子瓣 20 克，草莓、番茄各 15 克。
做法
1. 豆腐煮熟，捞出，切小块；草莓洗净，去蒂，切丁；橘子瓣切小丁；番茄洗净，去皮，切丁。
2. 将豆腐块、草莓丁、橘子丁、番茄丁倒入碗中，拌匀即可。
功效　补充维生素 C、提高免疫力。

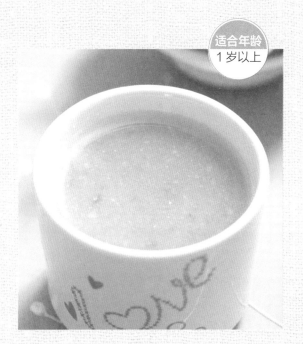

适合年龄
1 岁以上

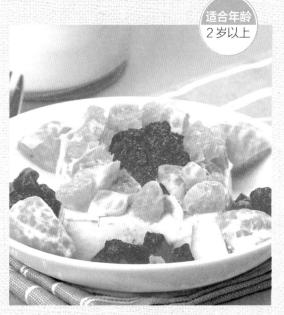

适合年龄
2 岁以上

第 3 章　咳嗽：绿色止咳法，让宝宝快点好起来

儿科医生常用的绿色疗法

风寒咳嗽食疗方

杏仁丝瓜饮

材料 橘皮（干、鲜均可）10～15克，甜杏仁10克，老丝瓜（干）10克。

做法 所有材料用水煮15分钟后饮汁，可加入少许白糖。冬季热饮，春秋温饮，夏季凉饮。

功效 橘皮、杏仁为祛痰佳品，丝瓜具有通络、行血、化痰之功。此三味既为食品又可入药，对喉中痰多而又不易咳出者有预防和辅助治疗的作用。

适合年龄
1岁以上

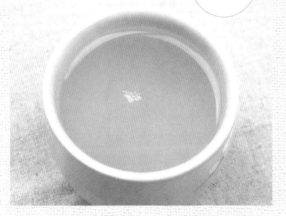

蒸大蒜水

材料 大蒜2～3瓣。

做法 取大蒜2～3瓣，拍碎，放入碗中，加入半碗水，把碗加盖放入蒸锅，大火烧开后改用小火蒸15分钟即可。

服法 当碗里的蒜水温热时喂给孩子喝，大蒜可以不吃。一般一天2～3次，一次小半碗。

功效 大蒜性温，入脾胃、肺经，治疗寒性咳嗽、肾虚咳嗽效果非常好。

适合年龄
6个月以上

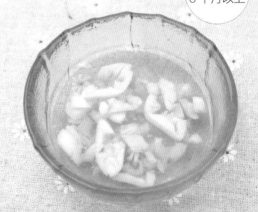

宝宝不咳嗽呼吸畅

寒咳试试热水袋敷背

找一个大热水袋，装入 60 ~ 70℃的热水，热水袋上包裹毛巾，以不烫孩子皮肤为宜。放入被窝，让孩子躺在热水袋上，以背部整体都在热水袋上为最佳，盖好被子。

这样肺部一暖，寒气就会宣发出来，出点汗，就会觉得咳嗽减轻了，此法不痛不痒很舒服，免去给孩子灌药扎针的麻烦，很适合孩子用。

香芹洋葱蛋黄汤

材料 鸡蛋 2 个，干香芹 10 克，干洋葱 40 克。
调料 鸡汤、淀粉各适量。
做法
1. 香芹洗净，切小段；洋葱洗净，切碎；鸡蛋分离出蛋黄，将其打散。
2. 锅中加水，将鸡汤、香芹段和洋葱碎煮开。
3. 将蛋黄液慢慢倒入汤中，轻轻搅拌。
4. 淀粉加水搅开，倒入锅中烧开，至汤汁变稠即可。

功效 发散风寒。

适合年龄
1.5 岁以上

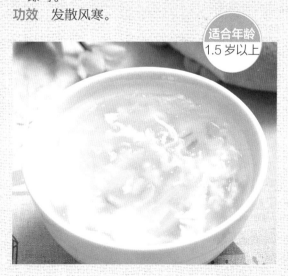

烤橘子

材料 橘子 1 个。
做法

将橘子直接放在小火上烤，并不断翻动，烤到橘皮发黑，并从橘子里冒出热气即可。

服法 最好配合蒸大蒜水一起吃，一天 2 ~ 3 次。
功效 橘子有化痰止咳的作用。吃了烤橘子后，痰液的量会明显减少，镇咳作用也非常明显。

适合年龄
1 岁以上

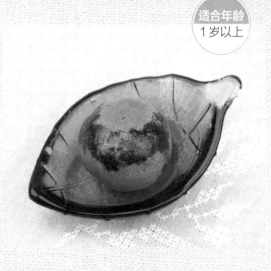

风热咳嗽食疗方

梨丝拌萝卜

材料 白萝卜50克，梨35克。

调料 盐、白糖各少许。

做法

1. 白萝卜洗净，去皮，切成丝，用沸水焯2分钟捞起；梨洗净，去皮、核，切丝。

2. 白萝卜丝、梨丝中加少许白糖、盐拌匀即可。

功效 白萝卜下气化痰止咳，梨润肺生津止咳。

百合银耳粥

材料 百合、银耳各10克，大米40克。

做法

1. 将百合、银耳放入水中泡发好。

2. 大米淘洗干净，加水煮粥。

3. 将发好的银耳撕成小块，和百合一起冲洗干净，放入粥中继续煮，待银耳和百合煮软即可。

功效 银耳滋润，百合润肺，搭配做成粥给宝宝食用，能预防风热引起的咳嗽。

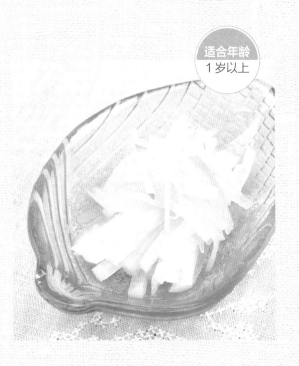

适合年龄 1岁以上

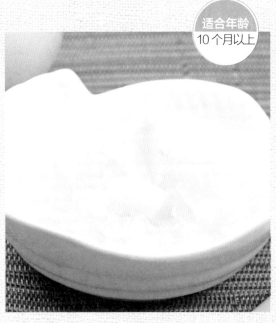

适合年龄 10个月以上

贴心
TIPS
　　秋梨膏对于治疗肺热烦渴、咳嗽、便秘等效果特别好。还可以给宝宝吃柿子、西瓜、荸荠、枇杷等凉性食物，辛辣、容易上火的食物如羊肉、海鱼、虾、桂圆、荔枝、核桃仁、辣椒等，禁止食用。

煮萝卜水

材料　白萝卜80克。
做法　白萝卜洗净，切薄片，放入小锅内，加大半碗水，放火上烧开后，再改用小火煮5分钟即可。
功效　此方治疗风热咳嗽、鼻干咽燥、干咳少痰的效果很不错。对2岁以下的宝宝效果更好。

荸荠绿豆粥

材料　荸荠30克，绿豆40克，大米20克。
调料　冰糖、柠檬汁各少许。
做法
1. 荸荠洗净，去皮切碎；绿豆洗净，浸泡4小时后蒸熟；大米洗净，浸泡30分钟。
2. 锅置火上，倒入荸荠碎、冰糖、柠檬汁和清水，煮成汤水；另取锅置火上，倒入适量清水烧开，加大米煮熟，加入蒸熟的绿豆稍煮，倒入荸荠汤水搅匀即可。
功效　清热润肺。

适合年龄
4个月以上

适合年龄
2岁以上

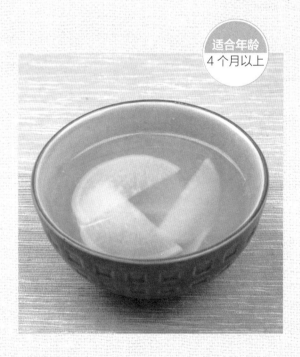

第3章　咳嗽：绿色止咳法，让宝宝快点好起来

百合枇杷藕羹

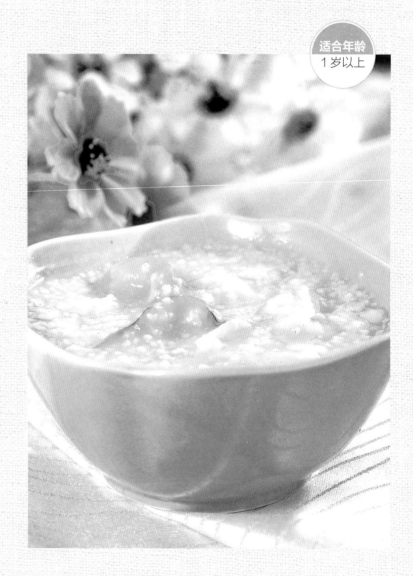

适合年龄
1岁以上

材料 百合、枇杷、鲜藕各
30 克。

调料 淀粉适量，白糖少许。

做法

1. 百合洗净略泡；枇杷去皮、
   核，洗净；鲜藕洗净，去
   皮，切薄片。

2. 三者合煮将熟时放入适量
   淀粉调匀成羹，食用时加
   少许白糖。

功效 百合为滋补肺阴之佳
   品，枇杷清肺止咳，
   鲜藕凉血而清气，对
   干咳无痰者有预防和
   辅助治疗的作用。

宝宝不咳嗽呼吸畅

推后背止咳

　　双手拇指着力，沿孩子后背两肩胛骨内侧缘呈八字形向两边分推，然后单掌横放于后背，五指略分，顺着肋间隙横擦数次，或轻揉肺腧穴。

南瓜胡萝卜粥

适合年龄
9 个月以上

材料　大米 30 克，南瓜、胡萝卜各 20 克。

做法

1. 将大米洗净，浸泡 30 分钟；将南瓜去皮和子，洗净，切成小丁；将胡萝卜去皮，洗净，切成小丁。

2. 将大米、南瓜丁和胡萝卜丁倒入锅中，大火煮开，转小火煮熟即可。

功效　南瓜能润肺益气、化痰排脓，缓解咳嗽哮喘。胡萝卜能健脾润肺。南瓜和胡萝卜中都含有丰富的胡萝卜素及矿物质等，对保护宝宝视力也起到重要作用。

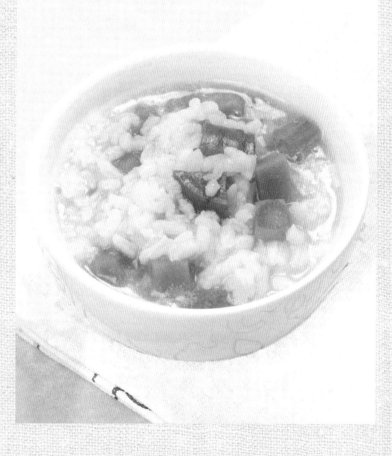

第 3 章　咳嗽：绿色止咳法，让宝宝快点好起来

阴虚久咳食疗方

蜂蜜蒸梨

材料 鸭梨1个，蜂蜜、枸杞子各5克。

做法

1. 将鸭梨用清水洗干净，然后用刀削掉顶部，再用小勺将内部的核掏出来。
2. 将梨肉挖出一些，放清水、枸杞子、蜂蜜。
3. 梨放小碗内，上锅蒸20分钟即可。

功效 蜂蜜蒸梨能滋阴润肺、止咳化痰、护咽利嗓。

五汁饮

材料 白萝卜、雪梨、鲜藕、荸荠、甘蔗各30克。

做法

将所有食材洗净，去皮，切成小块，用榨汁机榨汁，混匀食用。

服法 每次30毫升，每日饮2~3次。

功效 润肺养阴、祛燥止咳，适宜于阴虚久咳、咽喉干痒、唇鼻干燥、痰黏难咳甚至痰中带血者。

适合年龄
1岁以上

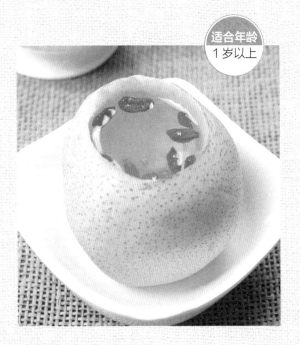

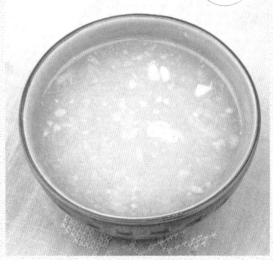

贴心
TIPS

山药水滋阴

用淮山 10 克，加适量水，煮半小时左右即可。喝山药水时，妈妈要特别注意，这里用的山药不是菜场买的新鲜山药，而是药店卖的干品，干品补脾效果才好。

白萝卜山药粥

材料　白萝卜 50 克，山药 20 克，大米 40 克。
调料　香菜末 4 克，盐 2 克，香油 1 克。
做法
1. 白萝卜去缨、去皮，洗净，切小丁；山药去皮，洗净，切小丁；大米淘洗干净。
2. 锅置火上，加适量清水烧开，放入大米，用小火煮至八成熟，加白萝卜丁和山药丁煮熟，加盐调味，撒上香菜末，淋上香油即可。
功效　白萝卜能止咳化痰，山药能健脾补肺，两者搭配食用，利于化痰止咳。

木耳蒸鸭蛋

材料　干木耳 10 克，鸭蛋 1 个。
调料　冰糖 2 克。
做法
1. 将木耳泡发，洗净，切碎。
2. 鸭蛋打散，加入木耳碎、冰糖，添少许水，搅拌均匀后，隔水蒸熟。
功效　木耳和鸭蛋均有滋阴润肺的功效，搭配食用，对缓解宝宝阴虚久咳很有好处。

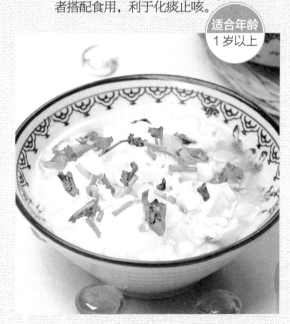

适合年龄
1 岁以上

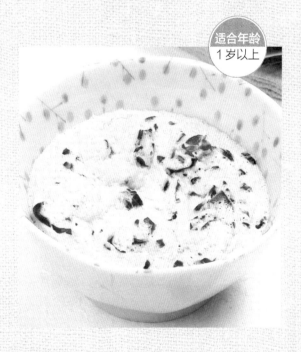

适合年龄
1 岁以上

第 3 章　咳嗽：绿色止咳法，让宝宝快点好起来

爸妈巧用推拿，宝宝不咳嗽

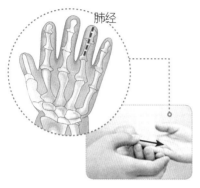

肺经

补肺经

补肺气止咳

精准定位 无名指掌面指尖到指根成一直线。

推拿方法 用拇指指腹从孩子无名指尖向指根方向直推肺经
100 次。

取穴原理 补肺经可补益肺气、化痰止咳。主治孩子感冒、发
热、咳嗽、气喘等。

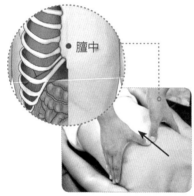

膻中

推膻中

理气宽胸止呕

精准定位 前正中线上，两乳头连线的中点处。

推拿方法 用拇指桡侧缘或食中二指指腹自孩子天突（在颈
部，当前正中线上，胸骨上窝中央）向下直推至膻
中 100 次。

取穴原理 膻中穴有理气宽胸、止咳化痰、止呕的功效。推膻
中能有效改善孩子咳嗽、气喘、呕吐、打嗝等问题。

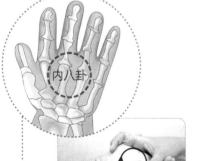

内八卦

运内八卦

理气止咳消食

精准定位 手掌面，以掌心（内劳宫穴）为圆心，以圆心至
中指根横纹内 2/3 和外 1/3 交界点为半径画一圆，
内八卦即在此圆上。

推拿方法 用拇指指端顺时针方向运孩子内八卦 100 ~ 200 次。

取穴原理 运内八卦能宽胸理气、止咳化痰、消食化积。
主治孩子咳嗽、痰多等。

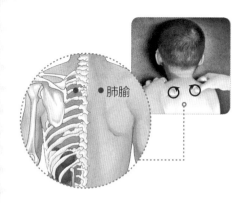

按揉
肺腧

补肺益气

精准定位 第三胸椎棘突下，旁开 1.5 寸，左右各一穴。
推拿方法 用拇指指腹按揉孩子肺腧穴 100 次。
取穴原理 按揉肺腧穴有补肺益气、止咳化痰的作用。主
治孩子咳嗽、气喘、鼻塞等。

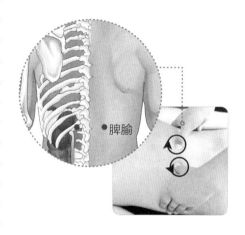

按揉
脾腧

健脾消食助运

精准定位 第 11 胸椎棘突下，旁开 1.5 寸，左右各一穴。
推拿方法 用拇指指腹按揉孩子脾腧穴 30 次。
取穴原理 按揉脾腧可健脾和胃、消食助运。主治腹胀、
腹痛、呕吐，以及孩子积食引起的咳嗽。

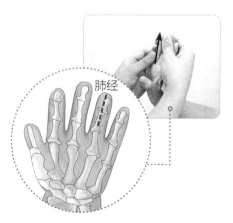

清肺经

宣肺清热

精准定位 无名指掌面指尖到指根成一直线。
推拿方法 用拇指指腹从孩子无名指根部向指尖方向直推
肺经 50 ～ 100 次。
取穴原理 清肺经可宣肺清热、疏风解表、化痰止咳。主
治孩子因风热引起的感冒、发热、咳嗽等。

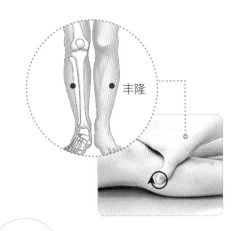

丰隆

四横纹

**按揉
丰隆**　　**化痰除湿**

精准定位　外踝上8寸，胫骨前嵴外1寸，左
　　　　　　右各一穴。
推拿方法　用拇指指腹按揉孩子丰隆穴50次。
取穴原理　按揉丰隆穴有和胃消胀、化痰除湿
　　　　　　的作用。主治孩子咳嗽、痰多、气
　　　　　　喘、腹胀等。

**掐揉
四横纹**　　**止咳化痰**

精准定位　掌面食、中、无名、小指近端关节
　　　　　　横纹处。
推拿方法　用拇指指甲掐揉孩子四横纹5次。
取穴原理　掐揉四横纹有化积消疳、退热除烦、
　　　　　　止咳化痰的功效，对因痰湿困扰引
　　　　　　起的孩子咳嗽、痰多有调理作用。

　　如果是热咳，要加上清肝经（用拇指指腹从食
指根向指尖方向直推肝经）300次，清肺经300次。

　　如果是寒咳，就要擦背5～10分钟，把寒气
排出来。用按摩油做介质，用掌根或者大小鱼际在
宝宝的脊背做快速来回工字形往返摩擦，擦热脊
柱，以热透为度；再横擦大椎及肩胛骨内侧的肺腧
穴和肚脐正对面背部位置的肾腧，都是热透为度。

　　如果是积食性咳嗽，配合掐揉四横纹10～20
遍，清胃经、清肺经各300次，捏脊10～20次
（见本书第29页），按揉足三里穴1分钟（见本书
第118页）。

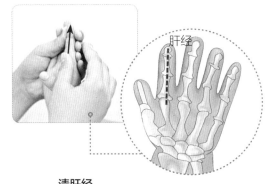

肝经

清肝经

宝宝不咳嗽呼吸畅

止咳药，用对才有效

教你对症选用止咳药

在止咳祛痰药物中，西药与中药各有所长。西药主要是直接对症，见效快（糖浆剂疗效更佳），但多需要联合其他药物综合治疗。中成药虽见效不如西药迅速，治疗周期也比较长，却能从病源下手，根除疾病。

川贝枇杷糖浆

药物组成： 由川贝母流浸膏、桔梗、枇杷叶、薄荷脑组成。

适用病症： 适用于风热犯肺、痰热内阻所致的咳嗽痰黄或咳痰不爽，咽喉肿痛，胸闷胀痛。

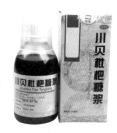

鲜竹沥

药物组成： 由鲜竹沥、薄荷油、鱼腥草、生半夏、柴胡、连翘、鲜生姜、枇杷叶和桔梗等中药组成。

适用病症： 适用于痰热咳嗽、痰黄黏稠，去痰效果好，尤适用于宝宝。

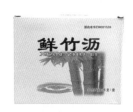

川贝枇杷膏

药物组成： 由川贝母、桔梗、杏仁、枇杷叶等中药组成。

适用病症： 适用于伤风感冒、支气管炎、肺炎以及肋膜炎引起的咳嗽。

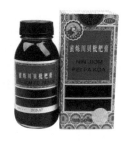

半夏糖浆

药物组成： 由生半夏、陈皮、枇杷叶、甘草、桔梗、远志、薄荷油组成。

适用病症： 适用于各种急、慢性支气管炎，肺炎引起的痰多咳嗽、痰液黏稠等症。

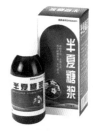

用好糖浆剂这味良药

治疗小儿咳嗽应选用兼有祛痰、化痰作用的止咳药物，其中又以糖浆剂为最优。

糖浆剂的优点

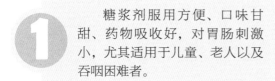

糖浆剂服用方便、口味甘甜、药物吸收好，对胃肠刺激小，尤其适用于儿童、老人以及吞咽困难者。

糖浆剂服用后易附着在咽喉部位的黏膜上。由于糖浆剂一般都比较黏稠，因此停留在咽喉部位的时间也较长，削弱致病因子对黏膜的刺激作用，从而快速缓解咳嗽症状，液体制剂则易于流失。

专家答疑

把糖浆当水喝有害吗？

有些宝宝不把糖浆当药而当水喝，咳嗽厉害了，就喝上一口。其实这么做是非常错误的，一方面容易将细菌粘在瓶口而使糖浆污染变质；另一方面不能准确控制口服的药量，要么达不到药效，要么服用过量增大不良反应。止咳糖浆若服用过多，会出现头晕等不适感。尤其是用于治疗干咳的可待因复合糖浆，长期服用会造成上瘾。因此，服用止咳糖浆不宜过多，应遵照医嘱按规定的剂量服用。

服用糖浆剂，尽量少饮水

一般来说，服用止咳糖浆，如小儿止咳糖浆、复方甘草合剂和川贝枇杷膏等，应尽量少饮水。如果大量喝水，会冲掉黏附在咽喉、气管部位的止咳药物保护层，大大降低止咳效果。

此外，糖浆类止咳药物最高含糖量达85%，小儿糖尿病患者应权衡利弊，谨慎使用，最好不用。

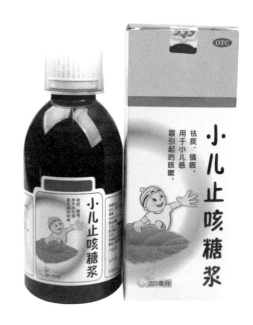

这些用药误区，很多妈妈都有

 一咳嗽就要吃药

　　小孩的支气管黏膜较娇嫩，抵抗力弱，容易发生呼吸道炎症。有的家长特别紧张，一听到孩子咳嗽，就急着看病找药。

　　实际上，咳嗽有清洁呼吸道，使其保持通畅的作用。通过咳嗽，可将呼吸道内的病菌和痰液排出体外，减少呼吸道内病菌数量，减轻炎症细胞浸润。如果咳嗽不是由细菌感染引起的，无须吃药。

 上次吃的药这次接着用

　　有的家长以为孩子咳嗽了，吃点止咳糖浆，再加上上次孩子生病医生开的止咳药，就行了。有时吃了效果不好，再换种止咳药试试。这些做法都是非常错误的。

　　咳嗽分为热咳、寒咳、内伤咳嗽等，止咳药也有寒、热、凉之分，不对症下药，无法达到止咳效果。如川贝枇杷糖浆偏寒，不适合风寒咳嗽者服用。寒咳者如果有哮喘病，一旦错服寒性药物，造成抵抗力更差，病情更重。

 常吃润喉片有益无害

　　有的润喉片里加了带有麻醉作用的物质，如果多吃的话，会形成习惯性依赖，不利于治疗疾病。因此，在咳嗽初期，应避免吃含有药性的润喉片。

用药物治疗就可以了

　　发现孩子咳嗽，给孩子喂一些蒸过的梨润润肺效果很好。对于经久不愈的咳嗽，也不要长期使用抗生素，更没有必要长期使用抗病毒药物。这时的治疗应该把重点放在对呼吸道黏膜的保护、修复、功能的恢复上，如服用维生素 AD 胶丸，有利于呼吸道黏膜的修复；多喝水，室内空气湿度适宜，改善纤毛运动功能，痰液变稀薄，利于排出；空气新鲜，减少室内灰尘，减少理化因素刺激，帮助呼吸道功能的恢复。

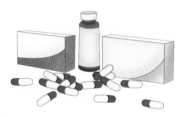

咳嗽当然要吃止咳药

　　由于婴幼儿身体发育尚未成熟，不能像成人那样将痰液咳出来，致使气管和肺内积聚较多的痰液和病菌，导致炎症加重。如果家长看到孩子一咳嗽，马上就给予大量止咳药的话，咳嗽虽然可能被止住，但痰液仍滞留在呼吸道内，进而使患儿感染加重，甚至患上肺炎，导致咳嗽迁延不愈。

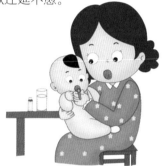

使用抗生素才管用

　　有的家长看到孩子感冒，就急着使用抗生素，其实，抗生素主要是用来消灭细菌的，而多数感冒在初期的时候都是由于病毒感染引起的，盲目使用抗生素基本没有什么效果，甚至会影响宝宝的健康。

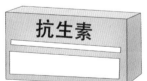

第 **4** 章

感冒：

好妈妈是宝宝的第一个医生

辨别症状，找出病因

细菌性感冒与病毒性感冒

根据引起感冒的病原体的不同，可将感冒分为病毒性感冒和细菌性感冒。

病毒性感冒

一般有普通感冒、流行性感冒等。

普通感冒是由鼻病毒、冠状病毒及副流感病毒等引起。流行性感冒是因为流感病毒造成的急性呼吸道传染病，病毒存在于患者的呼吸道中，在患者咳嗽、打喷嚏时经飞沫传染。普通感冒较流行性感冒传染性要弱得多。

细菌性感冒

常见有细菌性咽扁桃体炎等。

一般是由于金黄色葡萄球菌或者链球菌感染引起。如果检查结果显示白细胞计数较高，可确定是细菌引起的感冒。

治疗细菌性感冒，需要在医生的指导下用药，必要的时候需要用抗生素。

宝宝感冒后有哪些表现

潜伏 大多为 2 ~ 3 日或稍久。

轻症 只有鼻部症状，如流清涕、鼻塞、打喷嚏等，也可流泪、微咳或咽部不适。可在 3 ~ 4 天内自然痊愈。

如合并感染 会涉及鼻咽部，常有发热、咽痛，扁桃体炎及咽后壁淋巴组织充血和增生，有时淋巴结可稍肿大。发热可持续两三天至 1 周，容易引起呕吐及腹泻。

炎症 炎症可波及鼻窦、中耳、气管或咽部。要注意高热惊厥和急性腹痛，并与其他疾病进行鉴别诊断。

重症 体温可达 39 ~ 40℃，伴有冷感、头痛、全身无力、食欲锐减、睡眠不安等。

症状
起病较急；怕冷怕风，甚至寒战，无汗；鼻塞，流清涕；咳嗽，痰稀色白；头痛，周身酸痛，食欲减退；大小便正常，舌苔薄白

多发季节
多见于冬春季

中医： 风寒感冒
西医： 病毒性感冒

致病原因
外感风寒所致

普通感冒（风）

致病原因
夏季潮湿炎热，贪凉（如空调屋温度低）或过食生冷，外感表邪而致

致病原因
外感风热所致

多发季节
多见于暑天

中医： 暑湿感冒

中医： 风热感冒
西医： 细菌性感冒

多发季节
多见于夏秋季

症状
高热无汗；头痛困倦；胸闷恶心；厌食不渴；呕吐或大便溏泻；鼻塞，流涕，咳嗽；舌质红，舌苔白腻或黄腻

症状
发热重；怕冷怕风不明显；鼻塞，流浊涕；咳嗽声重，或有黄痰黏稠，咽喉红、干、痛痒；大便干，小便黄；舌苔薄黄或黄厚，舌质红

 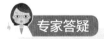 **专家答疑**

婴幼儿感冒应立即去医院就诊吗？

从医学上讲，婴儿指 1 岁以内的孩子，幼儿指 1～3 岁的孩子，当婴幼儿出现感冒症状时，应该适时去医院就诊，孩子年龄越小，越应该谨慎处理。尤其是婴儿，因为年龄越小，孩子的病情变化越快，可能在一两天之内，病情就急转直下。

3 岁以上的孩子抵抗力相对有所增强，如果感冒早期仅表现为轻微的发热、流鼻涕、咳嗽，症状并不严重，而且孩子的精神状态也很好，可以先在家观察两三天。其实，1～3 岁的幼儿患感冒初期，也可以采取先在家观察的办法。

宝宝感冒容易与哪些疾病混淆

在季节转换时，儿童身体抵抗力较差，经常会被感冒侵袭，但是家长需要注意，有一些常见病和感冒初期症状相似，要注意区分，不要因为判断失误而延误病情。

宝宝感冒初期，或是体温不超过 38.5℃，或经物理降温有效的，可以先不用去医院，自己在家护理。注意，6 个月以内的宝宝出现感冒症状，不论症状轻重，不要自行服药，最好去医院。

发病初期有发热，上呼吸道呈感冒症状，伴流泪、流涕等。第 3 天起先在口腔黏膜上出现麻疹斑。

起病时有发热、鼻塞及轻微咳嗽，很快转为寒颤、高热、剧烈头痛，甚至出现抽搐。

在发病的头 24 小时，有轻度上呼吸道感冒症状，如发热、流涕、咳嗽等，一两天后皮肤出现浅红色丘疹。

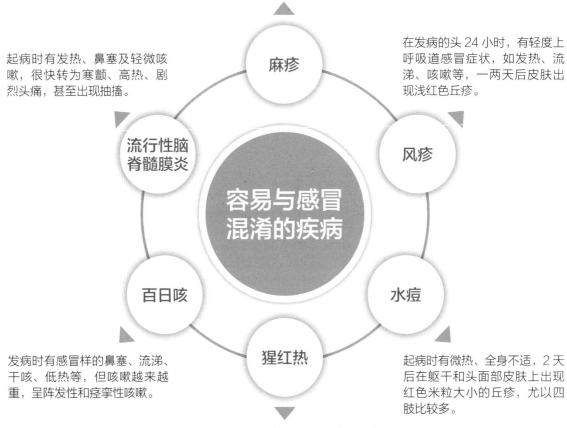

容易与感冒混淆的疾病

麻疹

流行性脑脊髓膜炎

风疹

百日咳

水痘

猩红热

发病时有感冒样的鼻塞、流涕、干咳、低热等，但咳嗽越来越重，呈阵发性和痉挛性咳嗽。

起病时有微热、全身不适，2 天后在躯干和头面部皮肤上出现红色米粒大小的丘疹，尤以四肢比较多。

起病急，高热，发热 3 天后，先在头部、胸部皮肤上出现呈猩红色的皮疹，然后扩展蔓延至全身。

怎么观察宝宝的感冒症状

孩子感冒期间，家长应该仔细观察孩子的症状表现，以判断病情的轻重。当孩子出现以下症状时，家长应加强护理，以便能够在适当的时候去医院就诊。

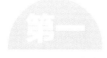

观察孩子的精神状态

如果孩子的精神状态很不好，总是爱睡觉、不想吃饭，那么即使他感冒初期的症状并不严重，也应该到医院就诊；相反，如果孩子的精神状态很好，爱吃、爱玩，那说明病情不严重。

观察孩子鼻部症状

如果孩子感冒后期，从流清鼻涕变成了流脓黏鼻涕，可能是继发了细菌感染，家长应引起注意，否则一旦鼻炎加重或发展成鼻窦炎，病情就不好控制了；或者，如果孩子的鼻塞症状特别严重，导致夜间无法入睡，也应该及时去医院就诊。

观察孩子的咳嗽情形

如果孩子仅出现轻微的咳嗽症状，一天也咳不了几声，那么可以先在家观察。但如果孩子咳嗽很频繁，夜里睡觉都受到了影响，也要及时去医院就诊；或者，当孩子出现了咳痰现象，家长能够听到咳嗽的声音很深，不是来自于嗓子的浅咳，这种情况也比较严重。

观察孩子的发热状况

如果孩子总是持续高热，体温维持在39℃以上，一两天都居高不下，说明感冒比较严重，应及时去医院就诊。

贴心
TIPS

感冒初期出现犬吠样咳嗽需警惕

孩子出现犬吠样咳嗽。其主要表现是，孩子声音严重嘶哑，呼吸时有喉鸣，咳嗽时会发出类似于小狗在吠叫的声音。这有可能是喉炎。所以，家长发现孩子出现这种症状时，即便是在感冒的第一天，也应该及时到医院就诊。

妈妈该怎么照顾感冒的宝宝

让宝宝好好休息

对于感冒，良好的休息是至关重要的，尽量让宝宝多睡一会儿，适当减少户外活动，别让宝宝累着。

如果宝宝鼻子堵了或者痰多，可以在宝宝的褥子底下垫上毛巾，使头部稍稍抬高，促进痰液排出，减少对肺部的压力。

按摩小手有助睡眠

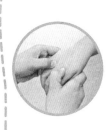

风寒感冒：重推三关（见本书第191页）500次；揉外劳宫（见本书第131页）100次；双手提拿肩井穴（见本书第119页）部位肌肉5～7次；用食中二指揉二扇门（位于中指与无名指之间蹼缘）50次。

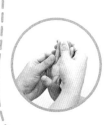

风热感冒：清肺经300次（自无名指掌面末节指纹推向指尖）；清天河水100次（自前臂内侧正中至腕横纹推向肘横纹）；按揉大椎穴（见本书第190页）150次。

帮宝宝擤鼻涕，保持呼吸道通畅

如果宝宝还太小，不会自己擤鼻涕，让宝宝顺畅呼吸的最好办法就是帮宝宝擤鼻涕。

缓解鼻塞、流鼻涕

可以在宝宝的外鼻孔中抹点凡士林油，能减轻鼻子的堵塞。

把生理盐水滴到宝宝鼻孔里，用来帮助宝宝保持鼻腔湿润和清洁鼻腔，帮他们通气。这里说的生理盐水指的是医院输液时使用的灭菌生理性氯化钠，用灭菌的小滴管吸出来，滴一滴到宝宝的鼻孔，也可以把生理盐水滴到灭菌棉棒上，然后小心地塞进宝宝的鼻孔，刺激他的鼻子，让他打喷嚏，帮助排出堵塞物，鼻塞就可以得到缓解了。

如果嫌去医院开生理盐水麻烦的话，可以去药店买生理性海水鼻腔喷雾剂，价格稍微贵些，但使用方便。

缓解鼻涕黏稠

可以将医用棉球捻成小棒状，沾出鼻子里的鼻涕。

打造抗感冒的居室环境

宝宝感冒，呼吸道会出现不适，所以护理宝宝时要特别注意保持居室的湿润、清洁。

注意居室的清洁，把家中的一些死角打扫干净，电视机、电脑、茶几、床下、沙发缝里、柜子缝隙是容易积灰的地方。

室内湿度适宜，对宝宝的呼吸道黏膜有一定的保护作用。如果室内太干燥，可用加湿器加湿。尤其是夜晚能帮助宝宝更顺畅地呼吸。

宝宝的床单、被褥、毛巾等尽可能使用棉制品，而且要经常换洗。

每天用白醋和水清洁加湿器，避免灰尘和病菌的聚集。

宝宝的毛绒玩具也是导致咳嗽的一大隐患，所以家人也应注意宝宝玩具的清洗。

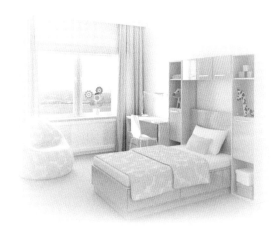

为宝宝做个蒸汽浴

很多人都是在感冒的时候去蒸汽浴室里蒸蒸，把汗出透，感冒症状就会好很多的，这种方法也同样适用于宝宝。

泡热水澡

如果宝宝愿意泡澡，可以让宝宝舒舒服服泡个热水澡，时间以 15~20 分钟为宜。

风热感冒可在洗澡水里加几滴薄荷油；风寒感冒可加生姜油或艾草煮的水，有助于帮宝宝减缓鼻塞。

热水淋浴

如果宝宝此时不能泡澡，可以用适当热一点的水给宝宝冲洗身体。

冲洗至整个身体暖起来，适当出出汗即可。

蒸汽房坐一会儿

可以把浴缸或者淋浴的热水打开，关紧浴室门，和宝宝一起在蒸汽浴室里坐 15 分钟。

为了避免宝宝不愿意待在里面，在此期间可以给宝宝讲故事或是陪宝宝玩游戏等。

贴心 TIPS

在蒸汽环境里极易导致宝宝出汗过多，要时不时给宝宝喝点水，补充水分。

从浴室出去之前要逐渐将浴霸或者暖风的温度降低，将汗和水擦干，立即为宝宝换上干爽干净的衣服。

宝宝感冒，饮食"三不宜"

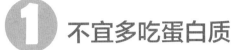 不宜多吃蛋白质

感冒发热的宝宝，肉类、蛋类等蛋白质食物进食太多，会刺激人体产生过多的热量，进而提升患儿本来就已升高的体温，加重发热症状。另外，发热还导致唾液的分泌、胃肠的活动减弱，其消化酶、胃酸、胆汁的分泌也都会相应减少，从而不利于高蛋白食物的消化。正确的膳食安排原则是，发热期间适当限制蛋白质的供给量，至少不能增加蛋、肉等的进食量，等症状减轻了，体温恢复正常，再适当增加鱼、鸡等高蛋白食物，以利于身体康复。三餐食谱力求清淡易消化。

不宜饱食

医学专家认为，孩子发热时宜饿不宜饱。奥妙在于适度的饥饿状态，可使机体产生大量对抗急性细菌感染的物质。研究发现，免疫系统对进食和饥饿的反应有所不同，禁食一天后的化验检查显示，血液中一种称为白细胞介素–4的物质水平升高了4倍，正是这种物质能促进机体产生抗体。

不宜多吃甜食

甜食会对免疫力产生消极影响。有研究显示，假设血液中一个白细胞吞噬细菌的能力平均为14，吃了一个糖馒头之后就降为10，吃一块糖点心之后就降为5，吃一块浓奶油巧克力之后降为2，喝一杯香蕉甜羹后则降为1，这样不就延长了病程吗？

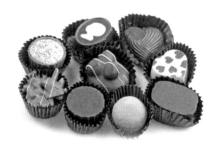

预防宝宝感冒，为妈妈们分忧

妈妈感冒时最好戴口罩哺乳

多数情况下婴幼儿的感冒是病毒感染，一旦出现细菌感染，基本上都是交叉感染引起的，而在母婴接触的同时，妈妈身上的病菌可以通过呼吸道传播并传染给宝宝，包括妈妈眼睛的分泌物、鼻腔分泌物、唾液等，都有可能会将病菌传给宝宝。

因此，患了感冒的妈妈在给宝宝喂奶时，最好戴上口罩，尽可能避免通过呼吸和飞沫把感冒病毒或细菌传递给宝宝。并且尽量少接触宝宝，抱宝宝前先洗手，不要直接对着宝宝呼吸，以免传染。

另外，家庭中只要有人感冒，最好都戴口罩进行隔离，并勤换衣服、勤洗手，平常不要跟孩子多接触。与宝宝接触前，最好先用肥皂或洗手液洗手杀菌，并换上干净的衣物。同时每天开窗通气，保持室内通风。

不可不知的消毒妙招

目前家长普遍注意给宝宝的奶瓶、奶嘴、玩具等消毒，其实宝宝经常触摸的家具表面，如婴儿床的护栏、婴儿椅甚至地板，也应该注意消毒。

有的家庭用熏醋来消毒、杀菌和预防感冒。醋酸在一定浓度时确有消毒、杀菌作用，但效果并不是很好。熏醋如果浓度过高、时间过长，所散发出的酸性气体对呼吸道黏膜有刺激作用，尤其会导致气管炎、肺气肿、哮喘等患者的病情发作或病情加重。严重的会灼伤人们的上呼吸道黏膜，尤其对小孩和哮喘患者影响最大。

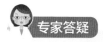 专家答疑

妈妈感冒有必要中止母乳喂养吗？

如果哺乳妈妈感冒不重，没有发热，没有细菌感染，仅出现流涕、鼻塞等较轻微的感冒症状，不建议中断哺乳，不必服用感冒药，可以多喝开水或服用板蓝根、清热冲剂。但如果妈妈出现发热、咳嗽等较重感冒症状，就要在医生的建议下用药。用药期间最好停止哺乳，等症状缓解后过一两天再继续哺乳。因为妈妈吃下去的部分药物，会通过乳汁传递给婴儿。

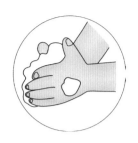 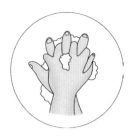 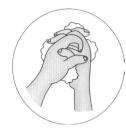

宝宝洗手要将手背、手指、指甲缝等处清洗干净，别忘了还有手腕部。

勤洗手，预防病菌传染

感冒病菌可在手上存活 70 小时左右，勤洗手，是预防病菌传染简单、方便有效的方法，是预防感冒的关键措施之一。孩子每天都要接触各种各样的物品，玩具、门把手、桌椅……这些都可能暗藏流感病毒。建议在饭前便后、揉眼睛、擦嘴之前都要洗手，尤其在接触到鼻涕等分泌物后，一定要马上用流动的水洗手。

提醒家长给宝宝洗手前一定要先把自己的手洗干净，以免把自己手上的病菌传染给孩子。勤洗手也是必须的，不能随便洗洗了事，手心、手背、手指缝隙等都要洗到。

宝宝可爱也别乱亲

看到宝宝粉嫩嫩的小脸蛋，人们总是不由得去亲吻，或是让宝宝亲吻自己，其实这是不好的行为。

很多时候大人本身就是带菌者，因为成人抵抗力强，所以是隐性感染，并不发病，如肠道病毒、轮状病毒等，但小婴儿免疫机制很弱，年龄越小的孩子抵抗力越差。家长亲吻宝宝时就容易将病菌传染给他们。所以亲吻、抚摸宝宝之前最好洗脸、洗手，洗手可消除手上 90% 的细菌。

贴心
TIPS

抽烟的父亲别总抱孩子

因为抽烟的人在皮肤、毛发、衣服上残留着烟中的有害物质，经常抱宝宝会伤害宝宝稚嫩的呼吸系统。为了宝宝的健康，爸爸最好自觉戒烟。如果烟瘾比较大，没有毅力戒烟，又实在想抱宝宝，就必须脱掉抽烟时穿的衣裤、鞋子，然后洗干净自己的脸和手，再抱宝宝玩。

帮宝宝清理鼻腔的小窍门

孩子感冒期间，最难受的莫过于鼻塞了，平时只能张着嘴巴呼吸，容易口唇干裂，而且会影响孩子吃饭、喝奶、睡觉。黏稠的鼻涕也容易积聚更多的病菌，所以，如何帮孩子疏通和清理鼻腔非常重要。

教小宝贝如何擤鼻涕

可在平日带孩子一起做用鼻子出气把蜡烛吹灭的游戏。慢慢引导他们像吹蜡烛一样把鼻腔里的鼻涕擤出来。要注意，擤鼻涕时要两个鼻孔交替擤，不能两个鼻孔同时擤，这样做容易让鼻涕污染鼻窦患上鼻窦炎，或者污染耳朵患上中耳炎。

稀释鼻涕

宝宝有鼻涕鼻子不通的时候，我们可以稀释鼻涕，让鼻涕更容易流出来。可让宝宝平躺，将滴剂滴入鼻腔待一会儿，用吸鼻器把鼻涕吸出来，有一定的杀菌消毒作用。

给宝宝多喝水

喝水不仅有助于稀释宝宝鼻腔黏液，还可以增加宝宝的新陈代谢，快速把细菌病毒排出体外。

吸热蒸汽，缓解鼻塞

普通感冒多伴有打喷嚏、流鼻涕等症状。减轻的最好方法是保持鼻腔干净，吸热蒸汽的效果很不错。将开水浸泡的毛巾放在宝宝鼻子附近，让他吸热蒸汽，如果再滴上几滴植物油，比如桉树油，症状会轻很多。也可以冲一个热水澡或者坐在满是蒸汽的洗澡间，这样做对缓解感冒症状，促进感冒痊愈效果特别好。

对付凝固的鼻屎

先用温淡盐水把孩子整个鼻腔湿润，用面巾纸或薄纱布把一角拧成细长条，再把细长条对折成略小于孩子鼻孔的大小，伸进孩子鼻腔里转一转，向外拉的时候大都能把鼻屎带出来。纸巾和薄纱布都很柔软，不怕弄伤孩子的鼻腔。

"三暖一寒一凉"穿衣法则

　　春秋季节，小儿容易感冒，父母都很害怕孩子生病感冒，会给孩子穿很多。其实，春秋季节幼儿穿衣要做到"三暖一寒一凉"——暖背、暖肚、暖足、寒头、凉心胸，以适应气候的变化。

暖背　　背部保持适度温暖利于孩子体内阳气生发，可预防疾病，减少受凉感冒的机会。天气转凉时，妈妈们不妨准备件毛织小背心给宝宝穿上。

暖肚　　最好给宝宝戴个棉肚兜，有利于防止肚子因受凉而引起的腹痛、腹泻等症状。此外，晚上睡觉的时候，为防止宝宝踢被子，妈妈们不妨给宝宝准备个睡袋。

暖足　　脚离心脏最远，血液供应较少，血液循环较慢，很容易着凉，因此说"寒从脚起"。足部受寒后，就会通过神经反射，引起上呼吸道黏膜的血管收缩，血流量减少，抗病能力下降，易患感染性疾病。因此，妈妈们要给宝宝穿上袜子，不能让宝宝光着脚丫走。

寒头　　人们常说"寒头暖足"，宝宝经由体表散发的热量，有 1/3 是由头部发散的，如果头部捂太多，容易引起头晕、烦躁不安。所以，在室内或风和日丽的天气，要保持头凉，才能使宝宝神清气爽。

凉心胸　　是指给宝宝上身穿的衣服不要过于厚重臃肿，以免胸部受压，影响正常的呼吸与心脏功能。

选择注射流感疫苗

每逢季节变换，在流感即将到来之前，带孩子注射流感疫苗是最有效的预防办法。

接种原因

每年 11、12 月，患感冒的人最多，尤其是抵抗力弱的小孩，容易被流感病毒盯上，接种疫苗会促使身体产生一定的抗体，从而缓解感冒症状和缩短感冒的周期。

接种时间

从注射疫苗到它开始发挥作用，一般要半个月到一个月的时间，因此，每年 10 月份左右是注射疫苗的最佳时期。

如何接种

流感疫苗属于二类疫苗，也就是说并不是所有人都必须注射，有需要的市民可以到居住地附近的社区卫生服务中心、乡镇卫生院、市疾控中心及县区疾控部门接种。

接种频率

由于流感病毒（特别是 A 型流感）的变异相当频繁，每年流行的病毒株不同，疫苗的保护效果仅约一年，因此需要每年注射疫苗，才能达到良好的保护效果。值得注意的是，流感疫苗无法预防普通感冒，两者不应混为一谈。

抗病毒防感冒的食疗方

热鸡汤

材料 火鸡（或乌鸡）200克，山药、胡萝卜、
荸荠各100克，玉米笋50克，薏米20
克，红枣5克。

调料 姜片适量，盐少许。

做法

1. 薏米洗净，浸泡2小时；火鸡洗净，切块；
山药、胡萝卜、荸荠去皮，洗净，分别切块。

2. 油锅烧热放入鸡块炒香，再倒入砂锅中，加
适量清水、山药块、胡萝卜块、荸荠块、玉
米笋、薏米、红枣、姜片以大火烧开，撇去
上面浮油，改小火慢炖半小时，加盐调味。

功效 热鸡汤是流行性感冒患者的良药，鸡肉
能显著增强机体对感冒病毒的抵抗能力。

生姜萝卜汁

材料 白萝卜50克，生姜5克。

调料 蜂蜜1小勺。

做法

1. 将白萝卜切碎，压出汁；将生姜捣碎，榨出
少量姜汁，加入萝卜汁中。

2. 在生姜萝卜汁冲入温开水，用蜂蜜调匀即可。

功效 白萝卜中的萝卜素对预防、治疗感冒
具有独特作用。本汁还可清热、解毒、
祛寒。

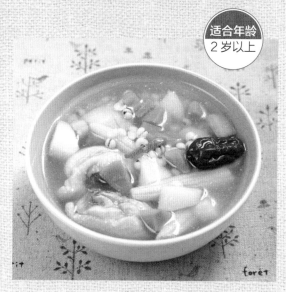

适合年龄
2岁以上

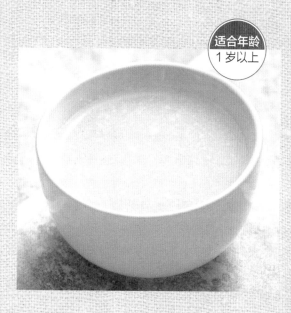

适合年龄
1岁以上

第4章 感冒：好妈妈是宝宝的第一个医生

93

户外活动，让宝宝免疫力起飞

预防小儿感冒还应该多参加户外活动，积极锻炼，增强体质，防止上呼吸道感染。

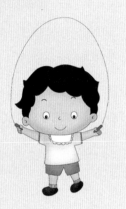

可进行简单的跑跳、拍球、双脚跳、跳绳、单脚跳和蹦床等。还可以定期进行舞蹈、体操等，让孩子的心肺功能得到加强，有助于增强孩子的体质。

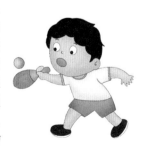

按照孩子的习惯、爱好、体质、运动素质、营养状况选择不同的运动项目，如跑跳游戏、球类运动、游泳、体操和传统功夫等。

户外游戏活动

踩影子

方法　阳光充足的时候，可以看到父母和宝宝投在地面上长长短短的影子。妈妈指着地上的影子，告诉宝宝："这是爸爸的影子，那是宝宝的影子。"妈妈先踩一下爸爸的影子，给宝宝做示范。然后，爸爸妈妈带着宝宝一起，互相踩影子玩。

效果　可以锻炼宝宝奔跑和躲闪的能力，提高动作的敏捷性。

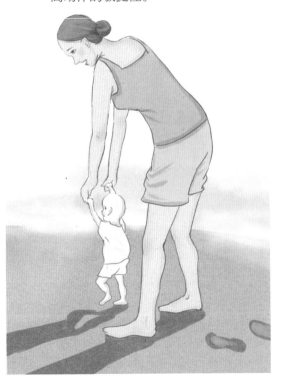

儿科医生常用的绿色疗法

喝热饮，减少流鼻涕

一项研究发现，热果汁对普通感冒和流感症状的缓解效果令人惊讶。喝一些略带苦味的热饮也特别有益。很多医生建议喝加蜂蜜、姜的热水和鲜柠檬汁。

生姜梨水

材料 生姜 5 片，秋梨 1 个。
做法 秋梨切片，与生姜一起煮，服梨片与汤。
功效 散寒发汗。

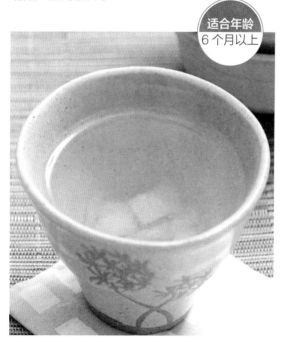

适合年龄
6 个月以上

蔗汁蜂蜜粥

材料 甘蔗汁 100 克，蜂蜜 20 克，大米 50 克。
做法

1. 将大米煮粥。
2. 待米粥煮熟后调入甘蔗汁，再煮 1 ~ 2 分钟，待粥稍凉加入蜂蜜即可。

功效 清热解毒。

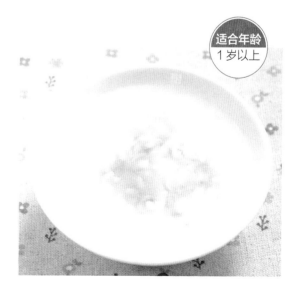

适合年龄
1 岁以上

勤漱口，缓解咽喉痛

感冒的宝宝，漱口是一个很好的缓解症状和消除病菌的方式。

可直接用温水漱口，还可以在水中加上一勺盐，每天漱 4 次即可。

泡泡脚，发汗排邪

泡脚可通气血、排毒、提高身体的新陈代谢。当然，泡脚也要分清孩子的感冒症状，方可有的放矢。

风热感冒

 症状 发热，流脓鼻涕，咽痛，口干舌燥等

老偏方： 生地、金银花各 15 克，水 1500 克，先把生地放入水中煮 10 分钟，然后再放入金银花，煮 20 分钟，待水温自然冷却至 40℃左右，给宝宝泡脚 20 ~ 30 分钟，水淹至宝宝脚踝处，每天早晚各一次。

功效： 生地有清热凉血、养阴生津的功效，金银花有抗炎解热的作用。

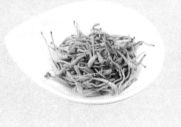

风寒感冒

 症状 鼻塞，畏寒，无汗，流清涕，咳嗽，头痛等

老偏方： 艾叶 40 克，水 1500 克。将艾叶全部放入水中，煮水，待水温自然冷却至 40℃左右，给宝宝泡脚，水淹至宝宝脚踝处，每晚一次，泡到孩子微微出汗。

功效： 艾叶具有温热驱寒的功效。

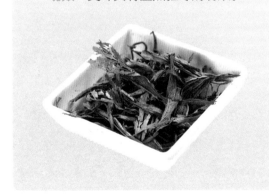

给孩子泡脚，一定要注意把握一个度，一般在饭后半小时后再进行，泡 20 ~ 30 分钟，摸到孩子的额头或者后背微微出汗就可以了，刚泡完感觉全身有点热，尤其是脚心，此时一定要注意脚部的保暖。泡完立即用干毛巾擦干，穿上舒适的袜子。不要过长时间放在外面，因为稍不注意，寒气就侵入了。这样泡脚的效果就会大大降低。

对付婴幼儿感冒的民间妙法

推捏揉擦法

　　适用于小儿感冒发热，或者汗闭不出。用具有发散功效的药物加入温水搅匀后，用纱布蘸药液轻擦鼻翼两旁，轻揉两侧太阳穴等，推捏脊柱及尾椎骨两旁，揉擦两肘弯、两腿弯、两手心。每处15～20次。

填脐疗法

　　将药物放在肚脐上。针对风热、风寒感冒用不同的药，同时饮白开水适量，以帮助其发汗、排毒。

民间妙法

敷贴法

　　适用于小儿风热感冒。将药饼分贴囟门和神阙穴处，每次贴4～6小时，每日2次，连贴2～3日有效。

握掌疗法

　　除寒握掌法：风寒、风热感冒注意用药不同。将药物装在两个小纱布包内，放于患儿两掌心，外用长纱布缠好固定，15～20分钟打开，借以吸收药物。

注意：药物搭配最好遵医嘱，以免用错药物，影响疗效或者加重症状。

补点锌试试，能缩短病程

研究发现，补锌能够增强人体免疫力，从而缓解感冒的症状，并缩短病程。

补锌最佳摄入量

| 0～6个月：2～3.5毫克／日 | 7～12个月：3.5～4毫克／日 | 1～3岁：4～5.5毫克／日 |

6个月
可从添加蛋黄开始
补充锌等营养

7～9个月
可将猪肝、瘦肉、
鱼肉等剁成末
做成菜肴

10～12个月
逐渐添加贝壳类等海
产品，如淡菜瘦肉粥、
蛤蜊蒸蛋等

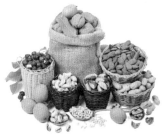

1～3岁
适量多吃坚果类食品

如何给宝宝补锌

科学补锌，液体是首选
液体的锌吸收最好，一般建议首选液
体补锌剂，这一点对于儿童尤为重要，但
应在医生指导下进行。

▼

从饮食中摄取丰富的锌
含锌较多的食物有牡蛎、扇贝、蛤蜊、
蘑菇、瘦肉、猪肝、蛋黄、黑芝麻、南瓜
子、西瓜子、核桃及鱼类、干豆类等。

▼

吃发酵食品有助于补锌
米饭、面条中的植酸能够与锌结合，
形成化合物，使得人体无法正常吸收锌。
但如果主食发酵后植酸就会减少。因此，
小孩可适当多吃些发酵食品，如可以在吃
米饭之外，吃些面包、馒头等发酵面食。

宝宝补锌美食推荐

菠菜瘦肉粥

材料 菠菜 20 克，猪瘦肉 25 克，白粥 50 克。

调料 香油少许。

做法

1. 菠菜洗净，焯水，切成小段；猪瘦肉洗净，切小片。

2. 待锅内白粥煮开后，放入猪肉片，稍煮至变色，加菠菜段，煮熟后放入香油，煮开即可。

功效 补锌、增强免疫力。

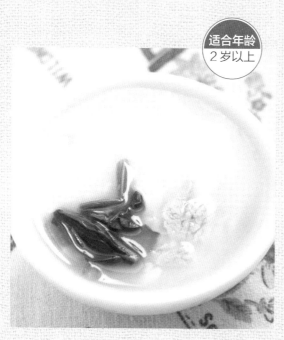

牡蛎南瓜羹

材料 南瓜 50 克，鲜牡蛎 30 克。

调料 盐 2 克，葱丝 3 克。

做法

1. 南瓜去皮、瓤，洗净，切成细丝；牡蛎洗净，取肉。

2. 汤锅置火上，加入适量清水，放入南瓜丝、牡蛎肉、葱丝，加入盐调味，大火烧沸，改小火煮，盖上盖熬至成羹状关火即可。

功效 补锌、补钙、健脑。

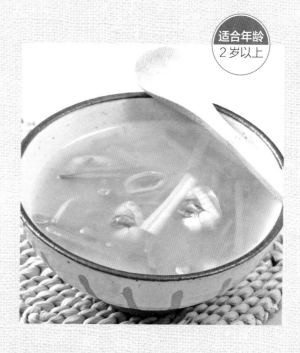

适合年龄 2 岁以上

适合年龄 2 岁以上

小儿感冒食疗方

白菜绿豆饮

材料 白菜帮2片，绿豆30克。

调料 白糖2克。

做法

1. 绿豆洗净，放入锅中加水，用中火煮至半熟；将白菜帮洗净，切成片。
2. 白菜帮片加入绿豆汤中，同煮至绿豆开花、菜帮烂熟，加入白糖调味即可。

功效 清热解毒。

薄荷西瓜汁

材料 西瓜50克，薄荷叶10克。

调料 白糖2克。

做法

1. 西瓜去皮、去子，切小块；薄荷叶洗净。
2. 将上述食材倒入全自动豆浆机中，按下"果蔬汁"键，搅打均匀后倒入杯中，加入白糖搅拌至化即可。

功效 此果汁有消炎降火、预防风热感冒的作用，非常适合宝宝饮用。

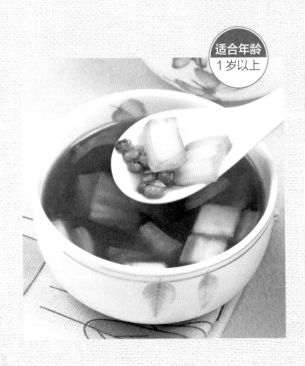

适合年龄
1岁以上

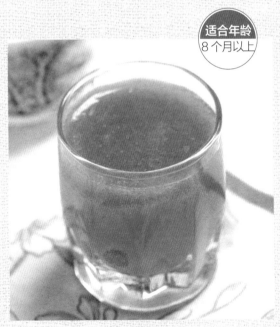

适合年龄
8个月以上

爸妈巧用推拿，宝宝少感冒

小儿推拿，是以中医理论为指导，应用手法于穴位，作用于孩子的机体，以调节脏腑、经络、气血功能，从而达到防治疾病的目的。孩子患了感冒，其实也可以运用小儿推拿来帮孩子缓解不适。下面介绍几个简单易行的推拿方法：

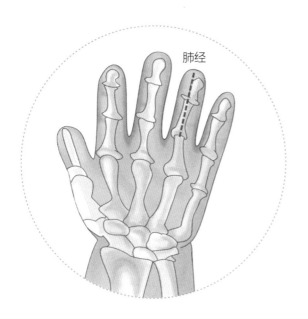

肺经

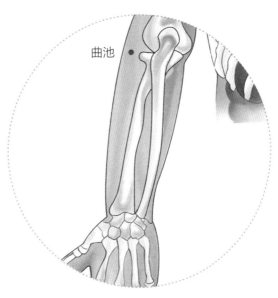

曲池

清肺经 清热宣肺治感冒

精准定位 无名指掌面指尖到指根成一直线。

推拿方法 用拇指指腹从无名指指根向指尖方向直推为清，称清肺经，100~300 次。

取穴原理 补益肺气、清热宣肺。主治孩子感冒、发热、胸闷、咳喘、盗汗等症。

揉曲池 感冒发热不用愁

精准定位 屈肘，在肘窝桡侧横纹头至肱骨外上髁中点。

推拿方法 用拇指指端按揉曲池穴 100 次。

取穴原理 有疏通经络、解表退热、利咽等作用。主治孩子风热感冒、咽喉肿痛、咳喘、肩肘关节疼痛等症。

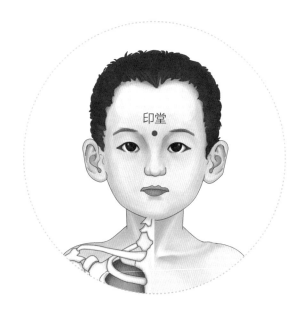

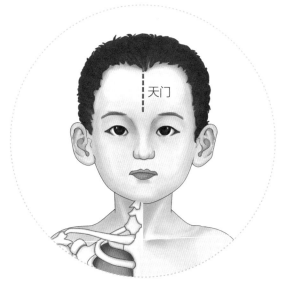

掐揉 印堂	外感发热的克星

精准定位 前正中线上，两眉头连线的中点处。

推拿方法 用拇指指甲掐印堂 3~5 次，叫掐印堂；用指端按揉印堂 10 次，叫按揉印堂。

取穴原理 安神定惊、明目通窍。主治孩子感冒、头痛、惊风、抽搐、近视、斜视、鼻塞等。

开天门	让孩子精神焕发

精准定位 两眉中间（印堂）至前发际正中的一条直线。

推拿方法 拇指自下而上交替直推天门 30~50 次，叫开天门。

取穴原理 提神醒脑、安神镇惊、祛风散邪，通鼻窍。主治孩子外感发热、头痛、惊风、精神不振、呕吐等。

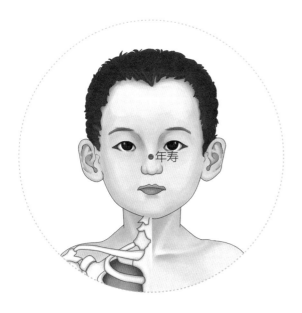

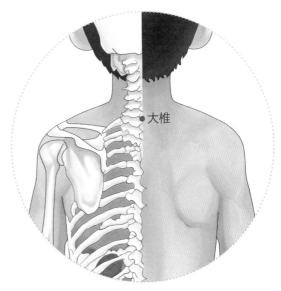

推年寿　感冒鼻塞一按见效

精准定位	鼻上高骨处，准头上。
推拿方法	一手扶孩子头部，以另一手拇指指甲掐年寿穴称为掐年寿，掐3~5次；以两手拇指自年寿穴向两鼻翼分推，称为分推年寿，分推30~50次。
取穴原理	用于孩子鼻干、感冒鼻塞、慢惊风等。

揉大椎　清热解表有良穴

精准定位	后背正中线上，位于第7颈椎与第1胸椎棘突之间。
推拿方法	每天用拇指揉大椎穴30~50遍。
取穴原理	清热解表。主要用于调治孩子外感发热。

感冒药，用对才有效

宝宝感冒巧选中成药

 症状 感冒同时伴流清涕，恶寒重、发热轻

 处方 儿感清口服液

　　儿感清口服液由荆芥穗、薄荷、化橘红、黄芩、紫苏叶、法半夏、桔梗、甘草组成，可以解表清热，宣肺化痰。用于小儿外感风寒、肺胃蕴热证，症见发热恶寒、鼻塞流涕、咳嗽有痰、咽喉肿痛、口渴等。口服，1~3岁，每次10毫升，一日2次；4~7岁，每次10毫升，一日3次。

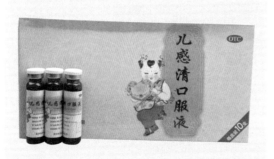

 症状 感冒同时伴有发热，但不严重，而且没有咽痛

处方 小儿感冒颗粒

　　小儿感冒颗粒由广藿香、菊花、连翘、大青叶、板蓝根、地黄、地骨皮、白薇、薄荷、石膏组成。主要功能为清热解表，用于小儿感冒、流感、发热。1岁以内每次服6克，1~3岁每次服6~12克，4~7岁每次服12~18克，8~12岁每次服24克，均为每日2次。

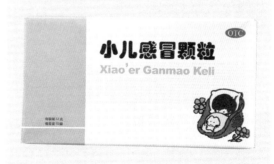

处方 小儿清解冲剂

小儿清解冲剂由金银花、连翘、地骨皮、青黛、白薇、地黄、广藿香、石膏组成，可以除瘟解毒、清热退烧。用于小儿感冒引起的高热不退、汗出热不解、烦躁口渴、咽喉肿痛、肢酸体倦。1岁以内每次服5克；2～4岁每次服10克；5～7岁每次服15克；7岁以上酌增或遵医嘱，均为每日3次。

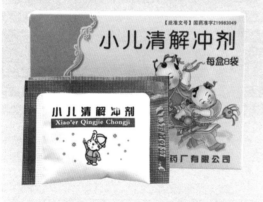

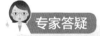 专家答疑

什么情况需到医院就诊？

需要注意的是，小儿脏腑娇嫩，病情变化快，易并发下呼吸道感染，如支气管炎、肺炎等病。如果用中成药治疗2～3天症状不减或加重者，应尽快到医院就诊。

症状 感冒同时出现咽痛，咳嗽痰多

处方 小儿咽扁颗粒

小儿咽扁颗粒组成为金银花、射干、金果榄、桔梗、玄参、麦冬、牛黄、冰片。可以清热利咽、解毒止痛。适用于肺实热引起的咽喉肿痛、口舌糜烂、咳嗽痰多、咽炎、喉炎、扁桃体炎。1～2岁每次4克，一日2次；3～5岁每次4克，一日2～3次；6～14岁每次8克，一日2～3次。

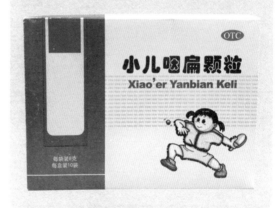

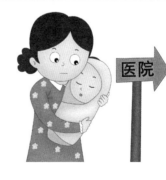

这些用药误区，很多妈妈都有

很多家庭都会备小儿常用药以备不时之需。如果孩子患了感冒，在家给孩子吃药要谨记，科学用药、安全用药是很关键的。给孩子用药存在几个误区：

感冒不用吃药

很多父母觉得感冒是小病，会和大人一样，过段时间就自然而然痊愈了。

这种想法是错误的，宝宝抵抗力弱，感冒如果不及时治疗的话，很可能会引发一系列并发症，如支气管炎、中耳炎、肺炎等。千万不能掉以轻心，要及时对症治疗。

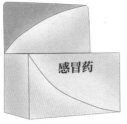

吃抗生素才好得快

相对来说，抗生素见效快，很多父母不想孩子多受罪，会采用抗生素。

抗生素的主要作用是抑制或杀死细菌，而80%～90%的感冒都是由病毒引起的。盲目使用抗生素，不仅不能缩短病程，还会增加细菌耐药性。抗生素的使用最好听从医生的指导。

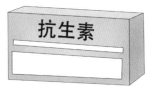

只要是感冒药就行

有些父母给宝宝使用感冒药时，认为只要是宝宝能吃的感冒药就行。

其实感冒药的成分很重要，宝宝吃的药应该具有这几种成分：解热止痛剂、镇咳药物、鼻减充血剂和抗组胺药物，这都是缺一不可的。感冒药里无论缺少了哪一种成分，都是会影响疗效的。

误区 4 输液好得快

　　宝宝一生病，父母会很焦急，希望宝宝快点好，往往会急着带宝宝去打针输液。

　　其实打针或者是静脉输液的疗效和安全性有时不如口服药物。所以除非必须打针处理，最好使用口服药。

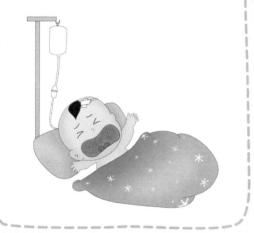

中药没有不良反应

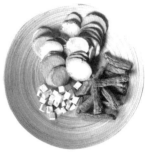

　　很多人都会认为中药不会像西药一样会对人体产生不良反应，所以完全依赖中药。

　　其实不管是中药还是西药，都或多或少会对人体产生不良反应。中药对感冒分类复杂，如风寒、风热、热咳、寒咳、外感咳嗽、内伤咳嗽等，如果随便吃中药的话，不仅不能治病，反而会加重病情。

误区 6 给儿童服用成人药

　　有的家长会给儿童按成人剂量减半服用药物，他们认为只要剂量减半就不会有问题。

　　按成人剂量减半给儿童用药是不科学的。儿童的肝脏对药物的解毒能力、肾脏对药物的清除能力都不如成人，儿童大脑的血脑屏障功能还没发育完全，还不能阻止某些药物对大脑的伤害。不能给宝宝随意服用成人药物，减少剂量也不行。

误区 7　用抗感冒药来防感冒

　　感冒药不能用来预防感冒。西药抗感冒药多是复方制剂，通常含有 2 ~ 5 种成分，分别用于缓解不同的感冒症状。如扑热息痛等解热镇痛药，能缓解发热、头痛、肢体酸痛。用抗感冒药来预防感冒不但无效，还会带来不良反应。同样的道理，中成药也是药物，抗感冒中药也不能预防感冒。

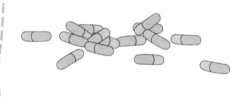

误区 8　多吃几种感冒药容易好

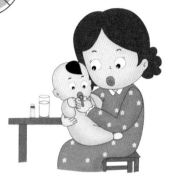

　　很多复方感冒药的组方成分相同或相近，如果同时吃几种感冒药，就容易发生重复用药，引起药物中毒。比如很多感冒药中都含有阿司匹林，过量服用可引起呼吸急促、恶心呕吐等，尤其是孩子应慎用。另外，含扑热息痛的复方感冒药，过量或长期服用也可造成身体伤害。

看感冒次数了解孩子免疫力

贴心
TIPS

　　家长可观察孩子一年感冒的次数，来看看孩子免疫系统是否存在缺陷。

0 ~ 2 岁：一年最多感冒 7 次。

3 ~ 5 岁：一年最多 6 次（注：两次感冒时间相差一周以上才能算两次感冒）。

　　如果超出上面的标准，或者上面各年龄段患支气管炎或肺炎的次数分别超过 3、2 次，就可以诊断孩子是反复呼吸道感染，那就要仔细检查发病原因了。

第**5**章

反复呼吸道感染：
"复感儿"防治攻略

辨别症状，找出病因

你家里是否也有"复感儿"

　　所谓"复感儿"，是反复呼吸道感染小儿的简称。小儿经常出现发热、咳嗽、流涕、咽喉肿痛等症状，医生诊断为"反复呼吸道感染"。复感儿的好发年龄多在6个月～6岁，尤以2～3岁的幼儿最为多见。这类小儿每年患上呼吸道疾病常在7次以上，有的甚至每月发生2～3次。所以各个年龄段的儿童诊断反复呼吸道感染的指标也不一样。

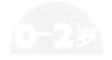

每年发生上呼吸道感染7次以上，下呼吸道感染（包括支气管炎、肺炎）3次以上。

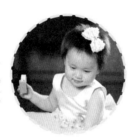

每年发生上呼吸道感染6次以上，下呼吸道感染2次以上。

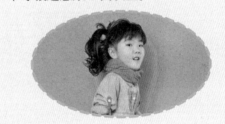

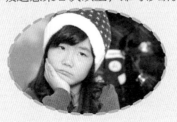

每年发生上呼吸道感染5次以上，下呼吸道感染2次以上，即可诊断。

 专家答疑

复感儿需要严防什么并发症？

　　复感儿群体易引发心肌炎、肾炎、风湿、哮喘等，严重影响儿童正常发育。由于儿童身体免疫力弱、抗病力差，一旦发生上呼吸道感染，身体的免疫复合物就会随着血液流至肾脏，在肾小球的基底膜沉淀。如果反复感冒，沉淀物越积越多，再加上消炎药等加重肾脏代谢负担，就会导致肾脏受到损害，引发儿童肾炎。

小儿反复感冒啥原因

1 先天禀赋不足

先天禀赋不足，体质柔弱。如父母体弱多病，或母亲怀孕期间感染各种疾病，或早产、多胎等。

2 喂养、调护失宜

喂养、调护失宜。如过早停止母乳喂养、人工喂养不当等。

3 免疫力下降

生病后未及时医治或误治，导致感冒反复不愈，致婴幼儿气虚、免疫力下降。

4 饮食不当

饮食不当。如有的小儿喜零食、甜食饮料、挑食偏食，以致体内湿热内蕴；有的家长给孩子乱服滋补药品或食品，使小儿体内生热化燥，伤津耗液。

5 养育过温

养育过温、衣被过暖、少见风日、户外活动过少，使小儿肌肤嫩怯，稍有风吹，即感冒复起。

6 慢性病灶

宝宝患有慢性咽炎、慢性扁桃体炎、哮喘、中耳炎、龋齿等。呼吸道黏膜发炎期间一旦受凉、劳累时，会再受感染。而哮喘患儿肺通气差，更易感染。

7 滥用药物

常服用清热解毒口服液、"凉茶"，或一感冒发热就用抗生素，破坏宝宝体内的微生态平衡，降低了抗病能力。

复感儿病在肺，根在肺脾肾，尤以脾为本

中医认为，小儿因脏腑柔弱而容易发生反复呼吸道感染，主要原因在于肺、脾、肾三脏功能失调。注意，中医所说的肺脾肾三脏功能并不完全等同于西医。

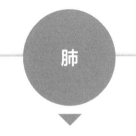

肺主气，司呼吸，职司卫外。"肺"除掌管人体呼吸功能以外，还有抵御外邪侵袭的作用，也可以理解为人体的免疫功能。小儿"肺脏娇嫩"，卫外功能不足，所以容易反复发生呼吸道感染。

脾主运化水谷，化生气血精微，荣养人体，为后天之本。"脾"的功能可以理解为人体消化、吸收营养的能力。小儿"脾常不足"，所以容易发生消化功能紊乱，导致营养不均衡或营养不良，从而使小儿抗病能力减弱，这也是小儿发生反复呼吸道感染的重要原因。

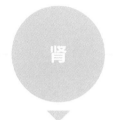

肾藏精，主骨生髓，为先天之本。小儿体质强壮与否，与父母的遗传因素、孕期的营养等诸多先天因素有关。小儿"肾常虚"，即与成人相比，小儿属先天不足，体质虚弱，故而易患疾病。

但先天不足可以靠后天来补充，即所谓"后天养先天"。也就是说，后天脾胃健运，饮食入于胃，可化生气血，荣养五脏六腑、四肢百骸，从而促使小儿体质增强，提高抗病能力。因此小儿反复呼吸道感染，表现虽然在肺，但本质在于肺脾肾三脏不足。治疗上，单纯固肺不妥，还应健脾助运，固肾强身，才能达到目的。

复感儿要分型治疗

第一种类型为：食积郁热型

典型表现：

患儿平时过多食用鱼、肉等动物性食品，不愿吃水果、蔬菜等富含维生素类的食物，急躁易怒，大便干结，排便不畅，3～4天才排便一次。此外，患儿还经常出现咽喉红肿、扁桃体肿大、目赤等症状，且易感外邪，发病后多表现为风热感冒的症状。

解决措施：

家长平时应注意多让孩子吃一些蔬菜、水果，并观察患儿是否有咽喉红肿、口臭、大便干燥等症状。如上述现象明显，可给患儿服用泻火解毒类中药，如小儿至宝丸、一清胶囊等，可减少感冒的发生。

第二种类型为：肺脾气虚型

典型表现：

患儿平素体质较差，面色萎黄、毛发少泽、消瘦多汗、厌食乏力、经常流鼻涕、舌体多胖大，气候稍有变化，即易外感风寒，发病后多表现为风寒感冒的特点。

解决措施：

这些患儿应从调理肺脾入手，肺气盛，脾胃健运，方可减少感冒发病。常用的治疗方法为益气固表、健脾和胃，可采用玉屏风散、六君子汤等。

贴心 TIPS

切不可大汗淋漓

不宜在空调房或公共场所久留，避免玩耍过度、大汗淋漓。汗多时及时用毛巾擦干，避免穿湿衣服受凉感冒。中医认为"汗为心液"，汗出过多，伤及心阳，阳气亏损，容易反复感冒。

妈妈该怎么照顾复感儿

合理喂养，正确添加辅食

提倡母乳喂养，尤其是对 6 个月以内的婴儿，出生后及时添加维生素 AD 制剂。婴儿满 6 个月时应及时添加辅食，以补充营养成分，满足机体生长发育的需要。不要片面追求高蛋白、高热量食物，否则超过小儿脾胃的承受能力，反而导致脾胃积热、消化不良。特别是对食积郁热型的患儿尤应注意。避免偏食，养成多吃蔬菜、水果的习惯。

饮食宜温热，富于营养、易消化

饮食上吃温热、富于营养的食物，不偏食、不挑食，不吃或少吃冷饮，少吃甜食。"饮食自倍，肠胃乃伤"。小儿饮食贵有节制，七八成饱为好。荤素搭配合理，吃好正餐，少吃零食，重视早餐、午餐，晚餐宜早宜少。

冷暖适度，随气温变化增减衣物

有些家长简单地将小儿反复呼吸道感染归咎于受凉，因此给患儿多加衣被。实际上，衣被过多，非但不能预防感冒，有时反而会因出汗过多、毛孔开泄而引发感冒。一般认为衣被以"背暖""足暖"为佳，即白天背部暖和，夜间两足暖和就说明衣被的厚薄是合适的。

清洁宝宝口腔，防止病从口入

应经常用银花甘草水或生理盐水漱口。

保持宝宝呼吸道通畅

如宝宝流鼻涕、鼻塞，不要用收缩血管或其他药物滴鼻剂给宝宝滴鼻子，可帮宝宝擤鼻涕，用消毒棉签往鼻孔中抹点香油，能减轻鼻子堵塞；如果鼻涕黏稠，用盐水滴鼻液滴鼻，过一会儿再用吸鼻器将鼻腔中的盐水和黏液吸出，宝宝的呼吸就通畅了。

常吃健脾益肺的食物

芥菜、油菜、白萝卜、胡萝卜、南瓜、青笋、山药、蘑菇、花生、芝麻、核桃、橄榄、红枣等可以健脾气、润肺阴，复感儿可以适当多食。

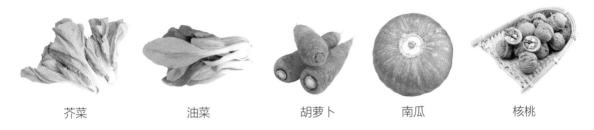

| 芥菜 | 油菜 | 胡萝卜 | 南瓜 | 核桃 |

在天气好的日子多和宝宝做游戏

在天气暖和、阳光充足的时候，鼓励宝宝多到户外活动，如此可增强宝宝对气候变化的适应性。

户外游戏活动

宝宝接球

方法
1. 准备一个软皮、弹力适中、比足球小点的皮球，表面有"刺"突出的更好。
2. 在宽敞的房间或室外空地上，爸爸妈妈将球往地上投掷，待球弹起来时让宝宝用双手去接。也可由宝宝自己把球投掷下去，爸爸妈妈来接。
3. 过一段时间，可根据宝宝的熟练程度加大距离，还可有意识地将球扔向距宝宝有一定距离的左方或右方，让他转动身体去接球。

效果　增强宝宝的抵抗力和灵活性。

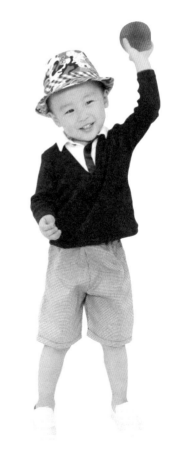

预防宝宝反复感冒，为妈妈们分忧

复感儿如何进行预防接种

复感儿在接受预防接种前应到医院进行免疫学检查，因为某些原发性免疫缺陷病接种脊髓灰质炎疫苗、卡介苗及麻疹疫苗等减毒活菌苗后，可产生疫苗相关疾病，造成病灶扩散，全身严重感染，危及生命。

呼吸道感染作为一般禁忌证，如处于高热或是上感、支气管炎、肺炎的急性期时，不宜进行预防接种，否则会加重注射反应，引起病情加重或诱发其他疾病，应等疾病痊愈后补种。

若复感儿合并营养不良时，对预防接种应持慎重态度，特别是重度营养不良患儿。

另外，复感儿在进行预防接种前，还应充分考虑使用抗生素的问题。一般在服用抗生素期间注射灭活疫苗或类毒素制品，对以后预防接种的效果往往影响较大；若注射的是减毒活菌苗，在两周内使用过相应的抗生素，会影响产生抗体的过程，因而可能导致接种后的免疫效果不良甚至失败。因此，在接种活菌苗期间，应避免给复感儿使用抗生素。

给婴幼儿补充维生素 AD 制剂

维生素 AD 制剂可以提高机体的免疫功能，对干预治疗反复呼吸道感染有一定疗效。0～3 岁的婴幼儿，饮食中摄入的维生素 D 非常有限，最好在医生指导下通过口服维生素 AD 制剂进行预防性补充。

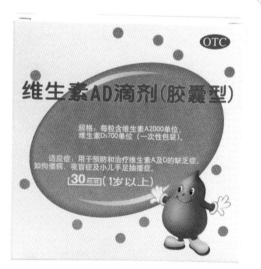

医生在给孩子推荐维生素 AD 制剂时，会参考《中国国家处方集（儿童版）》，其中明确提出婴幼儿的维生素 AD 指导剂量为：维生素 A 1500～2000 国际单位，维生素 D 400～800 国际单位。

科学"秋冻"，增强耐寒力

科学"秋冻"，有利于机体适应从夏热到秋凉的转变，提高人体对气候变化的适应性与抗寒能力，对疾病尤其是呼吸道疾病起到积极的预防作用。

初秋，虽然气温开始下降，却并不寒冷，这时是开始"秋冻"的最佳时期，最适合耐寒锻炼，增强机体适应寒冷气候的能力。但是夜间入睡一定要注意保暖。而在昼夜温差变化较大的晚秋，则切勿盲目受冻。晚秋应随时增减衣服，以防感冒。还需强调，平时多汗、体质较差的肺脾气虚型患儿不宜"秋冻"。

如何防止宝宝被传染

中医认为小儿"发病容易，传变迅速"，因此要避免和感冒患者接触，如非接触不可，也应采取一些必要措施，如母亲感冒后戴口罩等。在疾病流行期间，尽量避免到拥挤的公共场所。

治疗原发病，恢复抵抗力

复感儿反复呼吸道感染也可以继发于某些疾病，如厌食、贫血、佝偻病、肾病、腹泻等慢性疾病，这些疾病可降低患儿的抵抗力，从而导致反复呼吸道感染。因此，复感儿应注意原发病的治疗。

鼻黏膜是一道屏障，须守护好

鼻黏膜是呼吸道的第一道关卡，因此要避免反复感冒，首先要做的就是保护好鼻黏膜。平常多喝些白开水，可增加机体代谢废物的排泄，还可保持鼻黏膜的湿润，有利于预防呼吸道疾病。另外，当感觉鼻腔干燥时，也可以用复方薄荷油滴鼻，保持鼻腔湿润。也可应用市面上购买的生理盐水喷鼻，对祛除鼻痂和湿润鼻黏膜也大有好处。

保证均衡营养，让宝宝变强壮

在幼儿期，要注意均衡营养，像牛奶、肉类、蛋类、鱼类、新鲜蔬菜和水果等，做到按时进食，不挑食、不偏食。同时，一定要检查有无缺少微量元素锌和铁，缺少锌和铁易造成反复感染。

儿科医生常用的绿色疗法

爸妈巧用推拿，强健宝宝脾肺

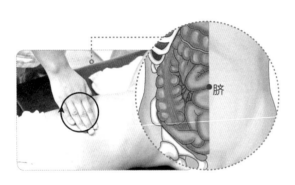

脐

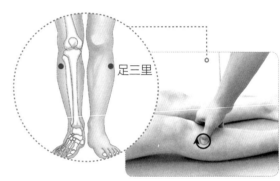

足三里

摩脐	**温阳散寒**

精准定位　肚脐正中。

推拿方法　四指并拢，放在孩子肚脐上，轻柔和缓地顺时针方向摩动，直到出现热感。

取穴原理　摩脐有温阳散寒、补益气血、健脾和胃、消积食的功效。主治孩子脾虚泄泻、便秘、腹胀等症。

按揉足三里	**调和脾胃之气**

精准定位　外膝眼下3寸，胫骨前嵴外一横指处，左右各一穴。

推拿方法　用拇指在孩子足三里穴上顺时针按揉50～100次。

取穴原理　按揉足三里可以调和脾胃之气，使孩子脾胃运化顺畅。主治孩子消化不良引起的腹泻、腹胀、恶心、呕吐等症。也是常用保健手法之一。

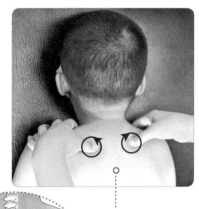

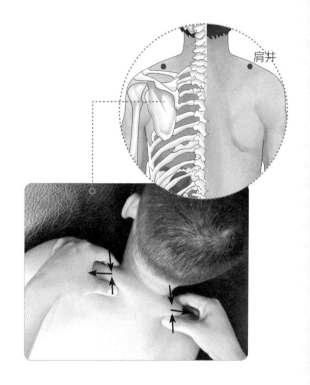

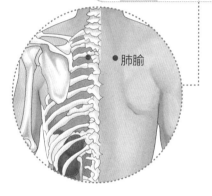

肺腧

肩井

按揉肺腧 **补肺益气**

精准定位 第三胸椎棘突下，旁开 1.5 寸，左右各一穴。

推拿方法 用拇指端按揉肺腧穴 50 ~ 100 次。

取穴原理 按揉肺腧穴可补肺益气、止咳化痰。主治孩子感冒、咳嗽、胸闷、气喘等症。

拿肩井 **振奋阳气**

精准定位 在大椎与肩峰连线的中点，肩部筋肉处。

推拿方法 用拇指和食中二指对称用力提拿肩井穴 3 ~ 5 次。

取穴原理 拿肩井可以疏通气血、振奋阳气，对于经常感冒的孩子有调理作用。

治疗复感儿的食疗方

初乳

人和动物最初分泌的乳汁中含有大量的抗体，尤其是分泌型免疫球蛋白A，对预防呼吸道感染、增强呼吸道黏膜抗御外来病原微生物侵袭的能力具有重要作用。故可收集产妇分娩后前3天的初乳，给反复感冒的小儿服用，一次10毫升，每日1～2次，连服1～2周。

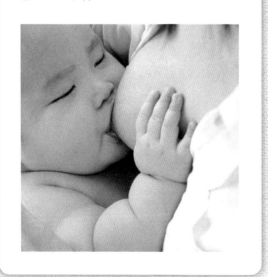

健康好食材

植物性食物包括韭菜、白萝卜、胡萝卜、笋、香菜、山药、木耳、香菇、黄豆、芝麻、核桃、梨、香蕉、蜂蜜等，动物性食物有牛肉、鸡、鹌鹑、海鱼、海虾、兔肉等，均可增强人体抵抗力。

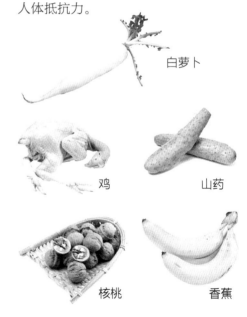

白萝卜

鸡　　山药

核桃　　香蕉

香菇鸡粥

材料 鸡翅、大米各 30 克，鲜香菇 15 克，青菜适量。

调料 葱末 3 克，盐 2 克。

做法

1. 鸡翅洗净，切块，去掉鸡翅尖；香菇切丁；大米洗净；青菜洗净，切碎。
2. 锅内倒清水，加鸡翅、葱末煮沸，倒入大米，煮沸后加香菇丁、青菜碎搅匀，熟后加盐调味即可。

功效 香菇能增强机体免疫力，鸡翅能提供优质蛋白质，给宝宝食用时最好把鸡翅中间的两根骨头去掉。

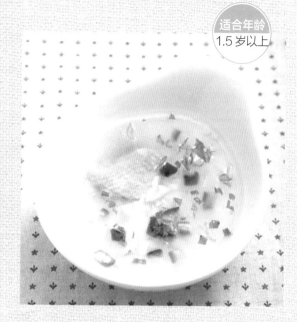

适合年龄
1.5 岁以上

红枣核桃米糊

材料 大米 50 克，红枣 20 克，核桃仁 30 克。

做法

1. 大米淘净，清水浸泡 2 小时；红枣洗净，用温水浸泡 30 分钟，去核；核桃仁洗净备用。
2. 将食材倒入全自动豆浆机中，加水至上下水位线之间，按"米糊"键，煮至米糊好即可。

功效 可益气血、健脾胃，改善血液循环，对宝宝脾虚、肺虚有改善作用。

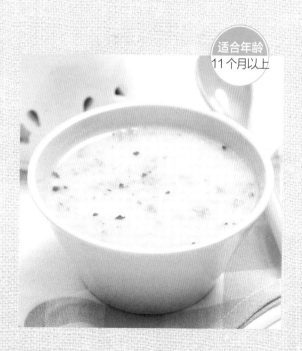

适合年龄
11 个月以上

第 5 章 反复呼吸道感染：「复感儿」防治攻略

辛夷煲鸡蛋

材料　辛夷花9克，鸡蛋2个。

调料　盐适量。

做法

1. 将鸡蛋整个打入沸水中略煮片刻。
2. 再加入辛夷花、盐同煮2~3分钟即可。

功效　可连续食用1周，对反复感冒、过敏性鼻炎患儿有效。

补气双菇面

材料　黄芪10克，鲜蘑菇、泡发香菇各25克，面条100克。

调料　鲜汤、盐各适量。

做法

1. 先用黄芪煎汁约50毫升，备用；香菇切碎；鲜蘑菇洗净后撕成片。
2. 将香菇碎、鲜蘑菇片放入油锅中略炒，加入黄芪汁煮熟，下入面条煮熟，再加些鲜汤、盐煨至熟烂即可。

功效　可作为小儿辅食，分2~3次食用。常吃可提高小儿免疫力。

适合年龄
1岁以上

适合年龄
2岁以上

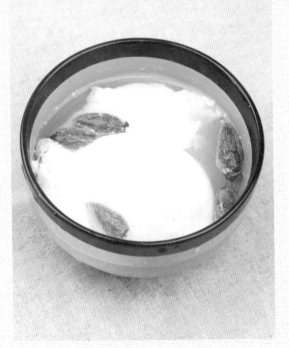

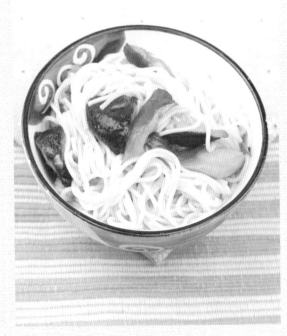

宝宝不咳嗽呼吸畅

复感儿规范化用药指导

复感儿对症用药指导

症状 体虚多汗

处方 玉屏风口服液

　　玉屏风口服液由黄芪、白术(炒)、防风等组成。口服，一次10毫升，一日3次。可益气、固表、止汗，预防反复呼吸道感染，用于体质虚弱的复感儿。

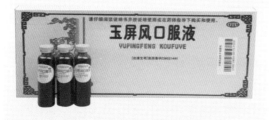

症状 脾虚食滞

处方 小儿健脾丸

　　脾虚则气血生化不足、卫阳不固，易致自汗、盗汗、乏力等症，脾虚食积是导致卫表不固，引起小儿呼吸道反复感染的主要病机。

　　呼吸道感染时以消食导滞为主，药用鸡内金、山楂、神曲、陈皮等；平时以健脾益气为主，药用白术、山药、党参、薏米等。中成药小儿健脾丸，小儿化食丸等。

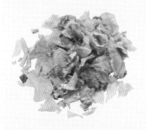

把鸡内金研成粉掺在饭菜里面给孩子吃

这些用药误区，很多妈妈都有

常服消导药强身

减少感冒——经常给孩子吃猴枣散或王氏保赤丸，有病治病，无病强身。

猴枣散和王氏保赤丸有消积、清热、化痰、镇惊、通便等作用，肺脾蕴热体质儿可间断使用。可每周服 1～2 天，或在出现上述肺脾蕴热症状时服用。这两种药均以消导为主，非擅健脾，故肺脾两虚证儿不适合常服。民间不分虚实，给孩子"有病治病，无病强身"的做法不妥。

一定要吃抗生素

大多数上呼吸道感染由病毒引起，一般不用抗生素治疗。但如果经医生诊断，认为有细菌感染，可在医生指导下应用抗生素。需要注意的是，目前广泛应用的喹诺酮类抗生素药物如左氧氟沙星等，18 岁以下禁用。一定要在医生指导下应用抗生素。

根据经验用药

一些家长喜欢用大青叶、板蓝根冲剂等作为孩子的预防药，或给孩子滥用补品，殊不知大青叶、板蓝根等为苦寒之品，用之对症则病除，若无病症则反伤元气；同样，滋补之品，稍不对症，则伤脾胃或生发它病。必须根据不同的情况，辨证用药，才能收到效果。

复感儿如何正确治疗

贴心 TIPS

首先要查清原因，然后找医生对症治疗。应按医嘱足量全程用药。必要时测定体内微量元素水平和免疫功能。若微量元素缺乏，要进行有针对性的补充。若免疫功能缺陷，则要进行免疫刺激疗法。

宝宝不咳嗽呼吸畅

第 **6** 章

肺炎：
年龄越小，危险性越大

辨别症状，找出病因

"四看一听"，鉴别肺炎与感冒

一听胸部

由于孩子的胸壁薄，有时不用听诊器也能听到水泡音，所以细心的家长可以在孩子安静或睡着时听听他的胸部。

听孩子胸部时，要求室温在18℃以上，脱去孩子的上衣，将耳朵轻轻贴在孩子脊柱两侧的胸壁上，仔细倾听。肺炎患儿在吸气时会听到"咕噜儿咕噜儿"的声音，医生称之为细小水泡音，这是肺部发炎的重要体征。

二看咳嗽和呼吸

判断孩子是否罹患肺炎，还需看孩子有无咳、喘和呼吸困难。感冒和支气管炎引起的咳、喘多呈阵发性，一般不会出现呼吸困难。若咳、喘较重，静止时呼吸频率增快，提示病情严重，不可拖延。

世界卫生组织提供了一个简单的诊断肺炎的标准：在患儿相对安静状态下数每分钟呼吸的次数，如果发现以下情况，则说明呼吸频率增快。

2个月以下婴儿呼吸次数≥60次/分	2～12个月婴儿呼吸次数≥50次/分	1～5岁小儿呼吸次数≥40次/分

三看精神

如果孩子在发热、咳嗽的同时精神很好，则提示患肺炎可能性较小。相反，孩子精神状态不佳、口唇青紫、烦躁、哭闹或昏睡等，得肺炎的可能性较大。孩子在患肺炎初期，可能精神并无明显变化，也可能精神状态不佳。

四看食欲

小儿得了肺炎，食欲会显著下降，不吃东西，或一吃奶就哭闹不安。也有的在吃奶的时候容易呛奶、吐奶等，可能一声咳嗽都没有。

五看发热

小儿罹患肺炎时大多有发热症状，体温多在38℃以上，持续两三天时间，退烧药只能使体温暂时下降，不久便又上升。孩子感冒虽然也会发热，但体温多数在38℃以下，持续时间较短，退烧药的效果也较明显。

 专家答疑

如何正确地数呼吸呢？

正确的做法是数满1分钟，每一呼一吸算一次呼吸。如果发现呼吸数有异常，应当反复地数几次，呼吸确实快的，应当及时就医。

新生儿肺炎是怎么一回事

新生儿肺炎是新生儿期常见的一种疾病，大致可以分为两类：

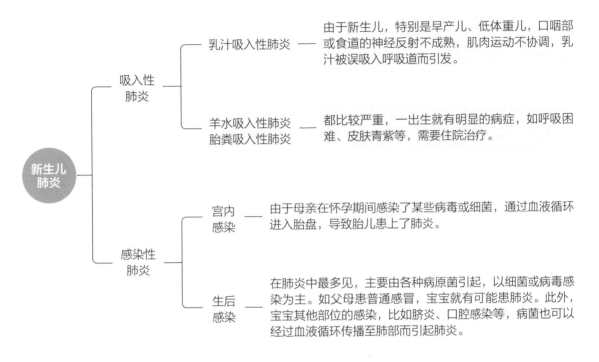

乳汁吸入性肺炎 —— 由于新生儿，特别是早产儿、低体重儿，口咽部或食道的神经反射不成熟，肌肉运动不协调，乳汁被误吸入呼吸道而引发。

羊水吸入性肺炎 **胎粪吸入性肺炎** —— 都比较严重，一出生就有明显的病症，如呼吸困难、皮肤青紫等，需要住院治疗。

宫内感染 —— 由于母亲在怀孕期间感染了某些病毒或细菌，通过血液循环进入胎盘，导致胎儿患上了肺炎。

生后感染 —— 在肺炎中最多见，主要由各种病原菌引起，以细菌或病毒感染为主。如父母患普通感冒，宝宝就有可能患肺炎。此外，宝宝其他部位的感染，比如脐炎、口腔感染等，病菌也可以经过血液循环传播至肺部而引起肺炎。

细菌性肺炎： 主要致病病原体为肺炎链球菌、流感嗜血杆菌、金黄色葡萄球菌、肺炎克雷伯菌及军团菌等。对于 6 个月~2 岁的婴幼儿来说，由于母传抗体逐渐消失，容易受到肺炎链球菌的侵入，所以肺炎链球菌肺炎的发病率较高。

病毒性肺炎： 主要致病病菌为流行性感冒病毒、副流感病毒、呼吸道合胞病毒、巨细胞病毒、腺病毒、冠状病毒及肠道病毒等。病毒感染在小儿肺炎中最多见，通常情况下，病毒性肺炎偏爱 6 个月以内的婴儿。

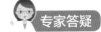 专家答疑

肺炎宝宝应做哪些检查？

血常规检查是初次诊断肺炎的关键手段。如果白细胞比较高，可能就是细菌感染，但如果是白细胞正常或偏低，也许是病毒感染。在医院做血常规是很快的，一般半小时就能拿到白细胞、C-反应蛋白结果。

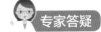

妈妈该怎么照顾肺炎宝宝

呵护新生儿肺炎有绝招

改善宝宝生活环境

室内空气要新鲜，适当通风换气。室温最好维持在18 ~ 22℃，湿度在50% ~ 70%，冬天可使用加湿器或在暖气上放水槽、湿布等，也可在火炉上放一水壶，将盖打开，让水汽蒸发。因为室内空气太干燥，会影响痰液排出。

注意呼吸道护理

注意穿衣盖被均不要影响孩子呼吸；安静时可平卧，须经常给宝宝翻身变换体位，可促进痰液排出。如有气喘，可将患儿抱起或用枕头等物将背垫高呈斜坡位，有利于呼吸。鼻腔内有干痂，可用棉签蘸水取出。

防止呛奶

应抱起或头高位喂奶，或用小勺慢慢喂入；每吃一会儿奶，应将奶头拔出让宝宝休息一下再喂；家人应耐心细致地护理和喂养。

密切观察孩子的变化

如有睡眠不安、哭闹或吃奶少等现象，可以咨询住院治疗时的主管医生。

让宝宝呼吸道通畅的方法

1 及时清除呼吸道分泌物，鼓励患儿多饮水，防止痰液黏稠不易咳出；给予超声雾化吸入，以稀释痰液便于咳出，必要时吸痰。

2 帮助患儿经常更换体位、轻拍背部以利分泌物排出，病情允许时可进行体位引流；婴儿常抱起，增加肺通气，改善呼吸。

遵医嘱给予祛痰剂，如复方甘草合剂、支气管解痉剂等。

4 注意穿衣盖被均不宜太厚，过热会使患儿烦躁而诱发气喘，加重呼吸困难。

轻拍宝宝背部，促使排痰

对于痰多的患儿，家长可将患儿抱起，轻轻拍打其背部，以助痰液排出。对卧床不起的患儿，应经常变动其体位，这样既可防止肺部瘀血，也可使痰液容易排出，有助于患儿康复。

高热时需要"特殊照顾"

给患儿多喝水，物理降温，如用冰袋敷前额、腋窝、腹股沟处；口服扑热息痛或布洛芬等。

对营养不良的体弱患儿，不宜用退烧药或酒精擦浴，可用温水擦浴或中药清热。

降温后半小时测量体温，观察降温情况，防止虚脱。

做好晚间护理，保持皮肤、口腔清洁，尤其是多汗的患儿要及时更换潮湿的衣服，并用热毛巾把汗液擦干，这对皮肤散热及抵抗病菌有好处。随时保持床单柔软、平整、干燥、无碎渣。

少食多餐，防止呛咳

肺炎患儿常有高热、胃口较差、不愿进食，应给予营养丰富的清淡、易消化的流质（如人乳、牛乳、米汤、蛋花汤、菜汤、果汁等）、半流质（如稀饭、面条等）的饮食，少食多餐，避免过饱影响呼吸。

喂食时应细心、耐心，防止呛咳引起窒息。喂奶的患儿，可在奶中加婴儿米粉，使奶变稠，可减少呛奶，每吃一会儿奶，应将奶嘴拔出，休息一会儿再喂，或用小勺慢慢喂入。

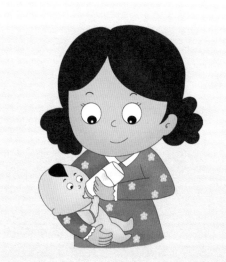

呛奶的患儿，可在奶中加婴儿米粉，使奶变稠，患儿吃这样的奶，可减少呛奶。

专家答疑

肺炎好后是否可立即上学？

肺炎是下呼吸道感染疾病，对于孩子的抵抗力及身体状况是一个比较大的打击。治疗可能只有几天，但气道黏膜的修复和肺部病变的吸收至少需要2周，这期间早早将孩子送往学校很可能导致复发。

家庭护理时的注意事项

1 小儿肺炎要治疗1周左右才能好转，1～2周甚至更长的时间才能痊愈。有些家长往往过于着急，即使孩子精神状态及一般情况都好，咳喘也不重，只是因为体温未退，就一天跑几趟医院，使患儿得不到休息，加之医院里患者集中，空气不好，容易使患儿再感染其他疾病，对康复反而不利。

2 在家中治疗和护理的过程中，如发现患儿出现呼吸加快、烦躁不安、面色发灰、喘憋出汗、口周青紫等症状，应立即送往医院。

3 小儿肺炎痊愈后，家长不要掉以轻心，特别要注意预防小儿上呼吸道感染，谨防小儿肺炎的复发。

预防宝宝肺炎，为妈妈们分忧

预防新生儿肺炎的锦囊

羊水或胎粪吸入性肺炎，预防的关键是防止胎儿发生宫内缺氧。母亲在怀孕期间定期做产前检查是非常必要的，尤其是在怀孕末期，可以及时发现胎儿宫内缺氧的问题，如发现有妊高征、胎位不正、脐带缠绕或受压、过期妊娠等可能引起胎儿宫内缺氧的因素，产科医生会采取相应的监护和治疗措施，以尽量减少吸入性肺炎的发生及减轻疾病的严重程度。

对于感染引起的新生儿肺炎，从母亲怀孕期间就应该开始预防。母亲要做好孕期保健，防止感染性疾病的发生。

要给孩子布置一个洁净舒适的生活空间，孩子所用的衣被、尿布应柔软、干净，哺乳用的用具应消毒。父母和其他接触孩子的亲属在护理新生儿时注意洗手。

特别要强调的是，患感冒的成人要尽量避免接触新生儿，若母亲感冒，应戴口罩照顾孩子和喂奶。对来访客人，要婉言谢绝。

发现孩子有脐炎或皮肤感染等情况时，立即去医院治疗，防止病菌扩散。

接种肺炎疫苗

接种肺炎疫苗是预防肺炎的一种好办法，现在的肺炎疫苗属于二类疫苗，需要自费自愿接种，但是通过注射疫苗（肺炎链球菌疫苗和B型流感嗜血杆菌疫苗），可以避免肺炎死亡及肺炎并发症的发生。

督促孩子加强体育锻炼

首先平时应注意增强孩子体质，让孩子多进行户外活动、多晒太阳或者开展适合孩子年龄的各种体操等，提高小儿对疾病的抵抗力。通过跑步、球类运动等增强体质、预防感冒。

严防呼吸道疾病传染

婴幼儿应尽可能避免接触呼吸道感染的患者。

在流感或其他呼吸道感染性疾病流行时，要积极预防。比如，对于年龄稍大、在群体生活的学龄儿来说，更易患支原体肺炎，而支原体肺炎（感染的潜伏期较长，可达2～3周）每隔3～7年发生一次地区性流行，所以一旦周围患者增多，就要减少孩子出门，不要让孩子去人多的地方。患儿治疗要彻底，患病期间要注意隔离。

儿科医生常用的绿色疗法

爸妈巧用推拿，赶走宝宝肺炎

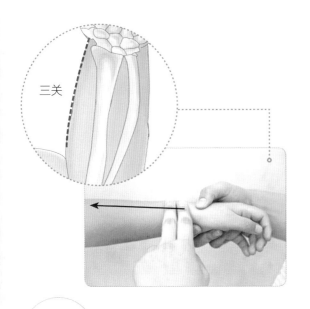

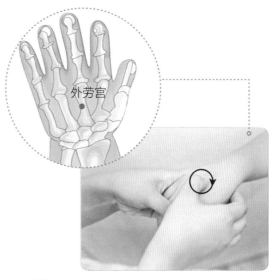

 虚散寒

精准定位 前臂桡侧，从肘部（曲池穴）至手腕根部成一条直线。

推拿方法 用拇指或食中二指自孩子腕部推向肘部100～300次。

取穴原理 推三关有补虚散寒的功效，主要用于孩子气血虚弱、感冒、肺炎等一切虚寒证。

揉外劳宫 **排出寒湿之气**

精准定位 手背中心，即手背与内劳宫相对处。

推拿方法 用拇指指端按揉孩子外劳宫100～300次。

取穴原理 按揉外劳宫可帮助孩子排出体内的寒湿之气，对于孩子感冒、肺炎、流口水等有很好的调理作用。

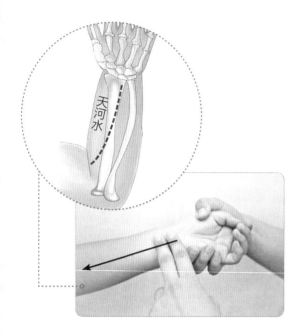

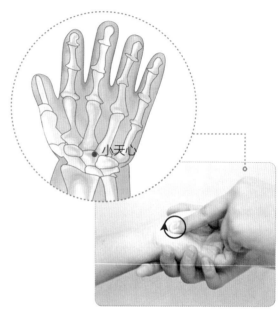

清天 河水 　清热解表、泻火除烦

精准定位　前臂正中，自腕至肘成一直线。
推拿方法　用食中二指自腕向肘直推天河水
　　　　　　100 ～ 300 次。
取穴原理　清天河水有清热解表、泻火除烦
　　　　　　的功效，对治疗孩子风热型肺炎
　　　　　　等有效。

揉小 天心 　清火泻热

精准定位　手掌大小鱼际交接处的凹陷处。
推拿方法　用中指指端揉小天心 100 ～ 300 次。
取穴原理　揉小天心有清火的功能，对于痰热
　　　　　　犯肺引起的小儿肺炎有很好的缓解
　　　　　　作用。

小儿肺炎急性期食疗方

　　急性肺炎起病较急，突然发作畏寒、发热，呼吸症状主要表现为咳嗽、咳痰，全身症状有头痛、肌肉酸痛、乏力等，食疗上以清热润肺为主。

冰糖梨水

材料　梨 1 个。
调料　冰糖少许。
做法
1. 将梨洗净，去皮、去核，切块。
2. 锅内倒入水烧开，放入梨片、冰糖，小火煮 15 分钟即可。

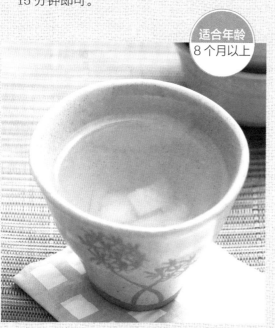

适合年龄
8 个月以上

糖杏梨

材料　梨 1 个，杏仁 10 克。
调料　冰糖 12 克。
做法
1. 将梨去皮、去核，放碗中装好。
2. 梨中加杏仁及冰糖，隔水蒸 20 分钟即可。

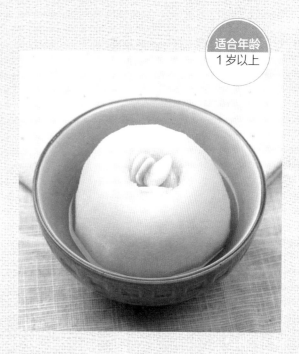

适合年龄
1 岁以上

小儿肺炎缓解期食疗方

肺炎缓解期应以控制感染和祛痰、镇咳为主，预防其复发。宝宝可以多食健脾润肺的食物，增强抵抗力。

银耳红枣雪梨粥

材料 雪梨1个，大米50克，去核红枣20克，干银耳10克。

调料 冰糖5克。

做法

1. 将干银耳泡发后去蒂，入沸水中焯烫一下，捞出，撕成小块；雪梨洗净，连皮切块；大米洗净，浸泡半小时。

2. 锅中倒入适量清水烧开，加大米、银耳、红枣煮沸，转小火煮25分钟，再加入梨块煮5分钟，加冰糖煮至化开即可。

绿豆山药羹

材料 绿豆50克，山药20克。

调料 冰糖少许。

做法

1. 绿豆洗净；山药去皮，洗净切丁。

2. 锅中加水，放入绿豆大火煮开，用中火继续煮15分钟直到绿豆开花。

3. 山药丁加水煮沸，熟后捞出，用搅拌机打成糊。

4. 将山药糊加入绿豆中，加适量冰糖和水，煮开拌匀即可。

功效 清热解毒、止渴，适用于肺炎高热者饮用。

适合年龄 1.5岁以上

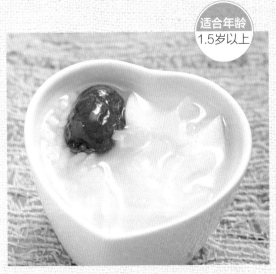

适合年龄 1.5岁以上

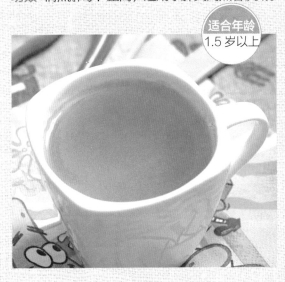

第 **7** 章

气管、支气管炎：
时间越长，病情越严重

辨别症状，找出病因

　　急性支气管炎（简称急支）是婴幼儿时期发病较多、较重的一种疾病，常伴有或继发于上、下呼吸道感染，并且是麻疹、百日咳及其他急性传染病的一种表现。父母最好掌握一些相关知识，以便给宝宝最好的护理，助宝宝健康成长。

急支为何青睐婴幼儿

简称： 急支

中医称： 外感咳嗽

易发年龄： 多见于 1 岁以下的宝宝，尤以 6 个月以下的宝宝为多见。

易发季节： 一年四季均可发病，但冬春季较多见。

　　对于相同的发病因素，为什么急支青睐婴幼儿呢？仔细分析发现，主要还是与婴幼儿呼吸道的解剖生理特点有关，这是婴幼儿急支高发的内在因素。

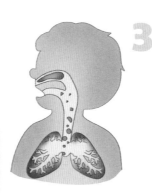

婴幼儿鼻和鼻腔相对短小，无鼻毛，后鼻道狭窄，鼻窦不发达，上呼吸道调节温度和清除异物作用较差。

3 婴幼儿气管 - 支气管管腔相对狭窄，气管又呈漏斗状，软骨柔软。缺乏弹力组织，使炎症容易扩散。

婴幼儿气管 - 支气管黏膜血运丰富，腺体分泌不足，黏膜比较干燥，黏膜纤毛运动差，不能很好地排出病原微生物及黏液，所以容易发炎。

2 婴幼儿鼻咽黏膜柔嫩，血管丰富，故容易受感染，并向下蔓延。

　　正因为如此，有的婴幼儿的急支症状会特别严重，甚至发生喘憋或呼吸困难。

急支演绎 4 类症状

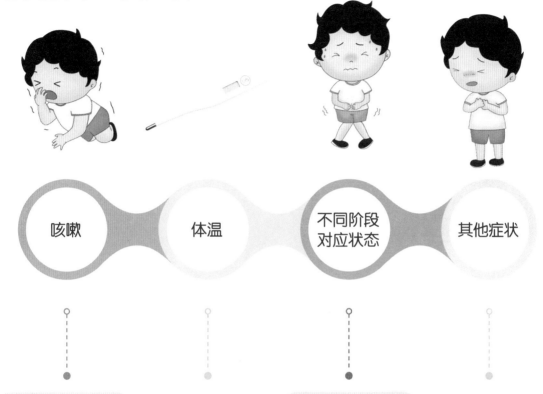

| 咳嗽 | 体温 | 不同阶段
对应状态 | 其他症状 |

发病可急可缓，大多先有上呼吸道感染症状。当炎症殃及气管、支气管黏膜时，则出现咳嗽（干咳）和咳痰。患病初期宝宝为单声干咳，或咳出少量黏液痰，以后随病情发展咳嗽加剧，痰呈黏性浓痰。婴幼儿不会吐痰，大多吞下。

可高可低，但多为低热，也有宝宝体温可以达到38～39℃，会持续数天，或持续2～3周。

年长儿症状：
全身症状较轻，但多见头痛、疲乏、食欲不振。

婴幼儿症状：
除上述症状外，还会出现呕吐、腹泻等消化道症状。

咽部多有充血，肺部呼吸音粗，或有干啰音、湿啰音。其性质及部位常有变化。

宝宝患急支的常见原因

急支是由感染引起的，是由物理化学刺激或过敏引起的气管、支气管黏膜急性炎症，常常继发于上呼吸道感染。急支的病因总结如下：

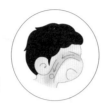

基础疾病

婴幼儿时期的某些疾病，如营养不良、贫血、缺钙、变态反应（过敏反应）以及慢性鼻炎、咽炎等，皆可成为本病的诱发因素，都可能造成宝宝免疫功能低下。

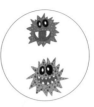

感染

引起上呼吸道炎症的病毒或细菌都可能成为支气管炎的病原体。常见病毒有鼻病毒、呼吸道合胞病毒、流感病毒、副流感病毒以及风疹病毒等。细菌以肺炎链球菌、葡萄球菌、流感杆菌、百日咳杆菌最多见。

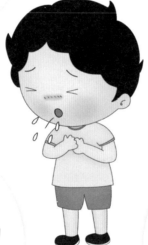

物理－化学因素

冷空气、粉尘、刺激性气体或烟雾（如氨气、氯气、二氧化硫）的吸入，特别要指出的是被动吸烟，如二手烟、三手烟（附着在吸烟者的口腔、体表或衣物等处）的吸入，都可引起宝宝气管－支气管黏膜的急性炎症。

过敏因素

如花粉、有机粉尘、真菌孢子等的吸入，还有钩虫、蛔虫的幼虫在肺内移行，或对细菌蛋白质过敏，都会引起气管－支气管的过敏反应，也可导致急支。

慢支虽少见，但多有并发症

慢性支气管炎简称"慢支"，指反复多次的支气管感染，连续 2 年以上，每年发作时间超过 2 个月，有咳、喘、炎、痰四大症状，X 线胸片显示间质性慢性支气管炎、肺气肿等改变。小儿单纯性慢性支气管炎很少见，多伴有其他并发症。

慢支与急支的区别

病程及症状：急性支气管炎起病较快，开始时干咳无痰，以后咳黏痰或脓性痰。常伴胸骨后闷胀或疼痛、发热等症状，多在 3 ~ 5 天内好转，但咳嗽、咳痰症状常持续 2 ~ 3 周才恢复。而慢性支气管炎则以长期、反复而逐渐加重的咳嗽为突出症状，伴有咳痰（咳痰症状与是否感染有关，时轻时重）及轻至中度的喘息。

并发症：急性支气管炎多不伴有阻塞性肺气肿、支气管扩张及肺心病，而慢性支气管炎发展到一定阶段都伴有上述疾病。

慢支治疗应积极

慢性支气管炎如治疗不积极，症状频繁发作，最终因支气管或肺间质破坏，可导致支气管扩张和肺气肿等不可逆性损伤，这对孩子的健康伤害很大。

其实，小儿重症腺病毒肺炎、麻疹肺炎、毛细支气管炎及肺炎支原体感染之后可继发慢性支气管炎，病毒和细菌是诱发本病的主要病原体。因此，对于患过重症腺病毒肺炎、麻疹肺炎、毛细支气管炎、百日咳并发肺炎的患儿要进行长期追踪观察，同时注意季节变化，在医生指导下给予提高免疫力的措施。

应提醒的是，慢性支气管炎急性发作往往是由于细菌感染引起的，因此该用敏感抗生素治疗的就应及时采用，家长没必要太犹豫。

贴心
TIPS

如果家长发现孩子患支气管炎时，咳嗽逐渐加重，体温持续升高，应该及时到医院就诊，通过医生的听诊及胸部 X 线拍片以明确是否患了肺炎。因为小儿患支气管炎时，如果炎症没有及时控制，炎症向下蔓延，可能会导致肺炎。

妈妈该怎么照顾支气管炎宝宝

宝宝年龄越小，越需要好好休息，最好卧床，少下地活动，以减少热量消耗，加快身体恢复。

保持家庭环境良好。宝宝所处居室要温暖、通风、采光良好，并且空气中要有一定湿度，防止过分干燥。严格禁止被动吸烟。

宝宝须经常调换卧位，使呼吸道分泌物易于排出。

翻身拍背很重要。宝宝咳嗽、咳痰时，表明支气管内分泌物增多。为促进分泌物顺利排出，可用雾化吸入剂帮助祛痰，每日2～3次，每次5～20分钟。如果是婴幼儿，则应该频繁拍背翻身，一般每1～2小时拍背翻身一次。

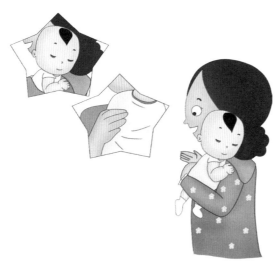

多喂水。宝宝患急支时有不同程度的发热，水分蒸发较大，缺水后痰更稠，不容易咳出，应注意给患儿多喂水。可用糖盐水补充，也可用米汤、蛋汤补给。饮食以半流质为主，以便增加体内水分，满足机体需要。

宝宝如果发热不高，一般不需要积极降温，可让患儿多饮白开水，既帮助降温，又有助于排痰。

适当冷暖刺激，不要捂孩子。宝宝出汗再捂干，容易受凉。

洗脸水不要太热，最好用温水，增强鼻部血液循环，增强抵抗力。

尽量少带宝宝去人多的地方。慢性支气管炎的孩子多半抵抗力比较差，在天气好的日子有必要加强户外活动和体格锻炼。

饮食应清淡，忌食辛辣油腻的食品。不妨多吃一些富含维生素C、维生素A、β–胡萝卜素的食物，如番茄、白萝卜、西蓝花、猕猴桃、胡萝卜、猪肝、红薯、柑橘等，提高支气管的防御能力。

利用冬病夏治原理，在三伏天进行中药穴位贴敷疗法，方法简便有效。不过，2岁以下、患接触性或药物性皮炎者禁用。

在重症肺炎之后，必须较长时间随访观察，特别对腺病毒肺炎患儿，应做X线复查，直到恢复为止。

宝宝不咳嗽呼吸畅

预防宝宝支气管炎，为妈妈们分忧

积极预防上呼吸道感染

积极预防上呼吸道感染，做好宝宝的护理工作。针对流感病毒、风疹病毒、肺炎链球菌和百日咳杆菌等常见病原体，酌情做好流感疫苗、麻风腮疫苗（麻疹、风疹、腮腺炎）、肺炎球菌疫苗以及白百破疫苗（白喉、百日咳、破伤风）等的预防接种。

治疗与本病相关的基础疾病

积极治疗婴幼儿时期的某些疾病，如营养不良、贫血、缺钙、哮喘以及慢性鼻炎、咽炎等。对于轻度贫血的宝宝，可以先调理饮食，进行食补，适当多吃一些蛋黄、瘦肉、动物肝脏和动物血制品。积极治疗钩虫、蛔虫等肠道寄生虫病。

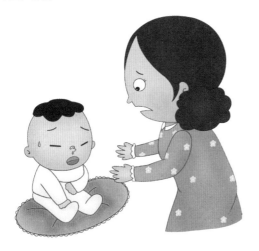

防止吸入理化和过敏物质

防止吸入理化和过敏物质，如粉尘、刺激性气体或烟雾、花粉、真菌孢子等，甚至还有过冷的空气等。

流感期间使用药物预防

在上感（上呼吸道感染）或流感流行期间，可用药物预防宝宝感染病毒引起支气管炎急性发作。可以试用如下药物：

1 服用清热解毒、扶正护阴的汤剂或中成药。

遵从医嘱，必要时使用磷酸奥司他韦（达菲）治疗流感。

掌握 4 个饮食宜忌

食物宜清淡

新鲜蔬菜如白菜、菠菜、油菜、白萝卜、胡萝卜、番茄、黄瓜、冬瓜等，不仅能补充多种维生素和矿物质，而且具有清痰、去火、通便等功能。黄豆及豆制品含人体需要的优质蛋白质，可补充慢性支气管炎对机体造成的营养损耗。

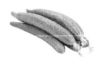

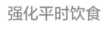

强化平时饮食

平时可多选用具有健脾、益肺、补肾、理气、化痰的食物，如动物肺脏及枇杷、橘子、梨、百合、红枣、莲子、杏仁、核桃、蜂蜜等，有助于增强体质。

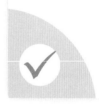
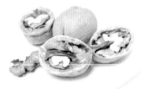

忌食海腥油腻

因"鱼生火、肉生痰"，故患慢性支气管炎的宝宝，应少吃黄鱼、带鱼、虾、蟹、肥肉等，以免助火生痰。

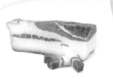

不吃刺激性食物

辣椒、胡椒、蒜、葱、韭菜等辛辣之物均能刺激呼吸道，使症状加重，菜肴调味也不宜过咸、过甜，冷热要适度。

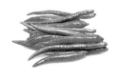

儿科医生常用的绿色疗法

小儿推拿补肺益肾

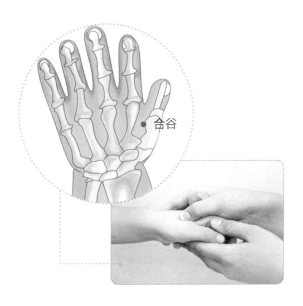

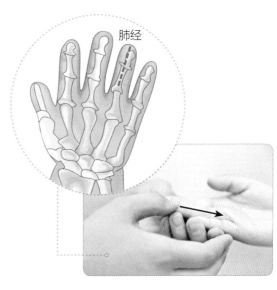

 拿合谷 **虚散寒**

精准定位 位于虎口，第一二掌骨间凹陷处。
推拿方法 用拇食二指指腹相对用力拿捏孩子合谷穴 20 次。
取穴原理 拿合谷有疏通经络、清热解表的功效，可以调治孩子外感发热、支气管哮喘等。

补肺经 **排出寒湿之气**

精准定位 无名指掌面指尖到指根成一直线。
推拿方法 用拇指指腹从孩子指尖向指根直推肺经 100 次。
取穴原理 补肺经可补益肺气、化痰止咳。主治孩子感冒、发热、咳嗽、气喘等。

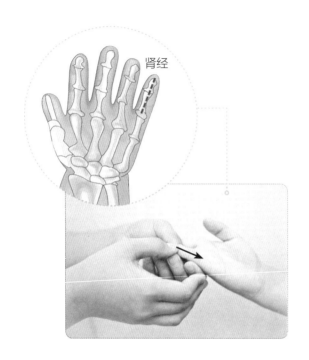

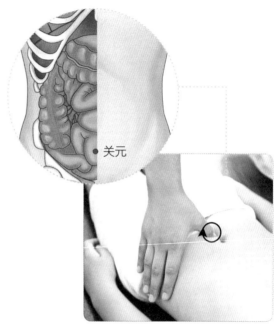

| 补肾经 | 清热解表、泻火除烦 |

精准定位 小指掌面指尖到指根成一直线。
推拿方法 用拇指指腹从孩子小指尖向指根方向直推肾经 100 ~ 200 次。
取穴原理 补肾经能补肾益脑、强身健体，可抵御风寒对孩子身体的侵袭。

| 按揉关元 | 补肾固元 |

精准定位 脐下 3 寸的腹部正中线上。
推拿方法 用拇指按揉孩子关元穴 50 次。
取穴原理 按揉关元可补肾固本，祛除孩子腹内虚寒之气，缓解哮喘。

小儿支气管炎食疗方

　　川贝性微寒、味甘，为化痰止咳的良药，且有润肺的功效，痰多痰少均可使用。川贝与雪梨、冰糖并用，则起化痰止咳、润肺养阴的功效，对支气管炎引起的久咳、痰多、咽干、气短乏力有良效。

川贝梨

材料　川贝 5 克，雪梨 1 个。
调料　冰糖适量。
做法

1. 将雪梨洗净，从顶部切下梨盖，再用勺子将梨心挖掉，中间加入川贝和几粒冰糖。
2. 用切好的梨盖将梨盖好，拿几根牙签从上往下固定住；将梨放在大碗里，加水，放锅中炖 15 分钟左右即可。

功效　清肺化痰。

川贝杏仁饮

材料　川贝 6 克，杏仁 3 克。
调料　蜂蜜适量。
做法　将川贝、杏仁加水煎煮。
服法　每天 2 ~ 3 次。食用时加蜂蜜调味。
功效　润肺化痰，止咳平喘。

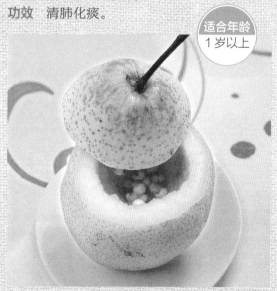

适合年龄
1 岁以上

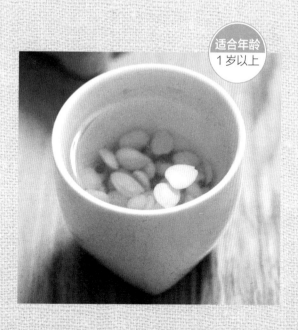

适合年龄
1 岁以上

百合味甘、微苦，性微寒，有养阴润肺、清心安神的功效，适用于肺虚劳嗽所致的干咳少痰、痰中带血，热病后期虚烦失眠等症。现代医学研究证实，百合有提高机体耐受能力、镇咳平喘、祛痰、安眠等作用。

百合蜜

材料 百合 20 克，蜂蜜适量。

做法

1. 将百合洗净晾干，调入蜂蜜拌匀。
2. 将调好的百合蜂蜜放入瓷碗中，入沸水锅中隔水蒸熟即可。

功效 百合与蜂蜜同用，润肺止咳的功效更强，能治疗小儿慢性支气管炎、咽干燥咳。特别是宝宝入秋之后的干咳，伴大便秘结。

莲子百合鸡蛋羹

材料 莲子 20 克，干百合 10 克，鸡蛋 1 个。

调料 白糖适量。

做法

1. 将莲子与百合同放在砂锅内，加适量清水，小火煮至莲子肉烂。
2. 加入鸡蛋液搅匀成蛋花，加白糖调味即可。

功效 补益脾胃、润肺、宁心安神。

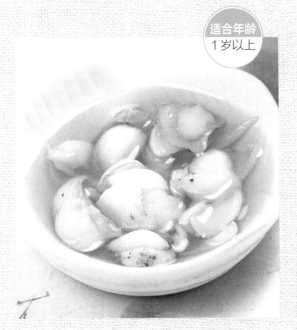

适合年龄 1 岁以上

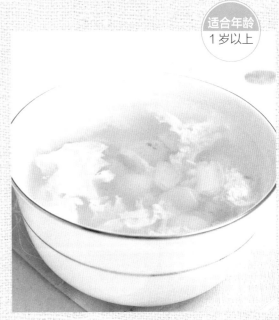

适合年龄 1 岁以上

宝宝不咳嗽呼吸畅

第 **8** 章

支气管哮喘：
早诊断早治疗，预后好

辨别症状，找出病因

如何判断患儿是否为哮喘

近年来儿童哮喘患病率在全球范围内有逐年增加的趋势，在我国大中城市，儿童哮喘患病率在3%～5%，首次发病小于3岁的儿童占50%以上，在性别上，男童与女童的比例约为2：1。

如何判断患儿是否是哮喘？具有以下特征者可以考虑哮喘发作：

1 患儿反复发作喘息、气急、胸闷或咳嗽。

2 发作时在双肺可闻及散在或弥漫性的以呼气相为主的哮鸣音，呼气相延长。

3 上述症状和体征可经治疗缓解或自行缓解。

4 其他疾病所引起的喘息、气急、胸闷和咳嗽。

临床表现不典型者（如无明显喘息或体征），做支气管激发试验或运动激发试验阳性者。

符合1～4条或4、5条者，可以去医院看哮喘专科，或者变态反应专科，诊断为哮喘。可做血液、皮肤特殊过敏原检测及肺功能检查。

孩子反复咳嗽，当心哮喘

儿童哮喘的发生与呼吸道感染有一定关系，由病毒引起的感染在初期表现为上呼吸道感染症状，较大一点的儿童发病往往较突然，常以一阵阵咳嗽为开始，继而出现喘息、呼吸困难等。

儿童哮喘和成人不同

儿童哮喘和成人不同，尽管和过敏有很大的关系，但85%左右的儿童哮喘患者常常是因为呼吸道感染诱发或者加重病情，尤其是气候寒冷或者剧烈变化的时候。患有哮喘的孩子一感冒，经常会出现哮喘或者哮喘加重。

什么样的"感冒"可诊断为哮喘

2003年世界卫生组织第3次修改了婴幼儿哮喘诊断标准，《标准》认为，如果患儿反复感冒发展为下呼吸道感染，持续10天以上，或使用抗哮喘药物治疗后好转，则应考虑哮喘。

除了对婴幼儿期哮喘及时、正确地进行诊断外，目前临床上已经在给予吸入或口服抗变态反应炎症药物、支气管舒张药物、抗组胺药及抗白三烯药早期干预，并取得一定疗效。

儿童哮喘规范疗程是多久

孩子偶尔的咳嗽和哮喘，如果家长平时不加以重视，一次发作也可能危及生命。哮喘是一种慢性气道炎症疾病，存在反复发作的可能，儿童哮喘治疗是一场持久战，规范治疗具有重要的意义。

儿童哮喘经常被忽视的一个重要原因是有些孩子的哮喘症状会随着年龄的增长而减轻，因此有些家长认为，孩子长大了自然就好了。其实不然，哮喘作为一种过敏性疾病，目前并不能完全根治，一旦孩子感冒或者发生过敏反应，哮喘症状还会出现，急性发作非常危险。

标准化脱敏治疗作为目前治疗哮喘唯一的对因治疗方法，疗程一般为 3 年，患者必须有长期治疗的决心和毅力，越早治疗效果越好。

1 如果只是 1 ~ 2 次出现喘息症状，尚未确诊为儿童哮喘，可使用药物控制半个月到一个月，使病情稳定，避免再次喘息。

如果诊断为可疑哮喘或者过敏性咳嗽，一般需要用药控制 3 个月左右，然后再停药观察。

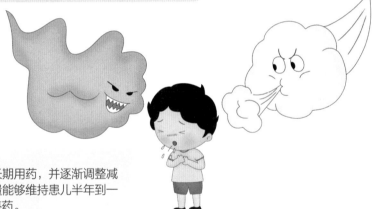

如果确诊为儿童哮喘，需长期用药，并逐渐调整减少用量，直到最小用药剂量能够维持患儿半年到一年不再发作，才能够考虑停药。

哮喘急性发作怎么办

患儿如果出现憋气、缺氧、痰咳不出，因而坐卧不安、烦躁不安时，首要任务是安抚患儿，可让患儿采取坐位或半卧位，以减少胸部呼吸肌的阻力，从而使呼吸通畅，并且应仔细观察病情变化，注意每分钟呼吸次数及脉搏数和节律，有无紫绀和出汗，并立即准备送医院。

诱发儿童哮喘的几个因素

患者因素

目前研究认为哮喘具有一定遗传性，是一种多基因遗传病，遗传度70% ~ 80%。哮喘患儿本身具有一定的特禀质，即常说的过敏体质，如果患儿患有婴儿湿疹、过敏性鼻炎等疾病，则以后发生哮喘的比例比一般群体的患病率明显增高。

遗传因素

患者家族中有过敏性疾病史，主要指患者的直系亲属，如爷爷、奶奶、外公、外婆及父母亲；如果上述亲属有过敏性疾病，则该患儿有哮喘发生的高危因素。

环境因素

环境恶化是哮喘发作的主要诱因。常见的环境诱因如下：

1 病毒感染是诱发患儿哮喘的主要诱因。因为2岁以下儿童特别容易感染，春季和秋冬又是病毒感染的高发季节，应注意防护。

2 吸入性变应原。比如尘螨、花粉、霉菌、真菌、动物皮毛、昆虫排泄物（以蟑螂多见），以及各种刺激性气体，如煤气、烟雾、汽车尾气、油漆、涂料或粉尘，是诱发患儿哮喘发作的主要环境吸入性变应原。

咳吧，我可舍不得离开你。

 专家答疑

哮喘及早治疗可痊愈？

儿童时期的哮喘由于发作时间短，发作次数不多，气道的炎症变化还处在可逆功能性改变阶段，如果及时早期诊断、治疗，早期给予正确的药物进行长期持续规范治疗，是完全可以治愈的。

如果小儿哮喘不定期就医，患儿得不到及时诊断和治疗，治疗不规范，时断时续，那么气道的炎症就会向不可逆的器质性改变发展，病情就不容易被控制，容易发展成气道重塑或肺气肿。

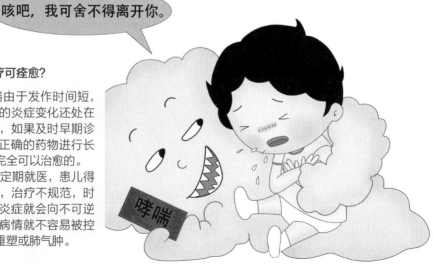

运动因素

大多数哮喘患者在持续运动后哮喘发作，剧烈的长跑最容易促使潜在性哮喘发作。

营养不均

饮食中长期缺乏铁、锌等微量元素，可引起免疫功能下降而诱发哮喘发作。过量摄入油脂和蛋白质，而蔬菜、水果摄入不足的孩子易患哮喘病，异蛋白是非常常见的过敏原，这也是有些家长冬季给孩子进补反而诱发哮喘的原因。

心理因素

兴奋、紧张、发脾气可促使哮喘发作，一般说来单独的心理因素不会诱发哮喘，但哮喘也可导致心理障碍，两者常常互为因果。

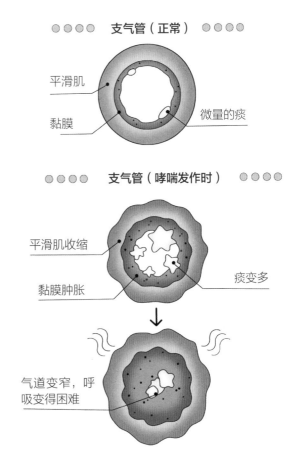

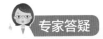 专家答疑

晚间和运动后咳嗽加剧，胸闷或持续咳嗽一个月是哮喘信号？

一般发病是从流涕、打喷嚏、咳嗽等症状开始，所以经常被误诊为呼吸道感染、支气管炎或肺炎。如一般症状过了 10 天不见好，或者咳嗽持续 1 个月以上，但是孩子不发热，精神不太差，到医院检查血象不高，胸片正常（有时肺纹理多），晚间和运动后咳嗽加剧，胸闷、发憋，有的可在胸部闻有笛音喘息声。如果有这些现象，排除了肺部结核感染等原因，家长要想到孩子有可能已经患了哮喘。

另外，如果闻到特殊气味（如消毒液、油烟味等）或遇冷空气后突然咳嗽、胸闷，而离开这一环境后症状好转，也应考虑哮喘的可能。

妈妈该怎么照顾哮喘儿

为宝宝创造舒适的生活环境

1 家居环境要清洁、舒适，空气新鲜，温度适宜，阳光充足，禁止吸烟。

2 不要摆放新近油漆的家具；不要随意放置花草。

3 床单被褥及枕头要常晒洗，尽量避免使用皮毛、羽绒或化纤等物品。

4 内衣裤要选择棉织品。

5 桌上、床下等处的灰尘要经常打扫，打扫时采用湿式清扫法或使用吸尘器。

6 家里不要养猫、狗、兔子等小动物。

7 不要在孩子的生活场所摆放油漆、化学药品、汽油及有浓烈气味的化妆品。

8 不要在孩子面前抖面袋、拍打灰尘、拆毛衣等。另外，新装修的房子要通风晾晒 3 ~ 6 月，才能入住。

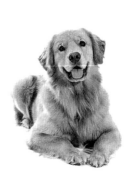

饮食上要注意的问题

哮喘患儿饮食宜清淡，应多吃温和、易消化的食物。少食热、辣、冷、咸、过甜、油腻的食品。

蛋白质高的食物虽有营养，但别忽视有些蛋白质也是导致过敏的原因。易引起过敏的食物有鸡蛋、乳制品、腰豆、花生等，需注意。多吃新鲜蔬菜及水果，如白萝卜、胡萝卜、青菜、丝瓜、苹果、梨等。不宜食用易产气的食品，如土豆、韭菜、大蒜等。

还应多吃富含维生素 C 的食物，如柑橘、橙子、番茄、菠菜、白菜等，以增强抗病能力。

部分哮喘儿童应忌食海鲜，如蟹、虾、带鱼、黄鱼等。芒果、菠萝、麦麸等易致敏的食物也要慎食。

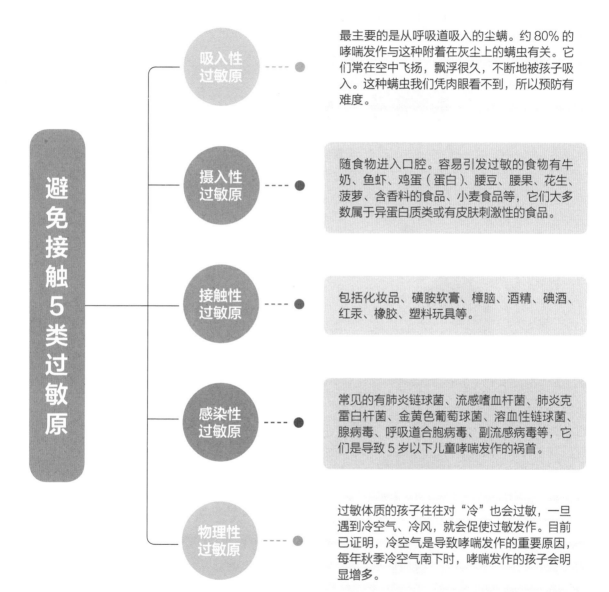

吸入性过敏原 —— 最主要的是从呼吸道吸入的尘螨。约80%的哮喘发作与这种附着在灰尘上的螨虫有关。它们常在空中飞扬，飘浮很久，不断地被孩子吸入。这种螨虫我们凭肉眼看不到，所以预防有难度。

摄入性过敏原 —— 随食物进入口腔。容易引发过敏的食物有牛奶、鱼虾、鸡蛋（蛋白）、腰豆、腰果、花生、菠萝、含香料的食品、小麦食品等，它们大多数属于异蛋白质类或有皮肤刺激性的食品。

接触性过敏原 —— 包括化妆品、磺胺软膏、樟脑、酒精、碘酒、红汞、橡胶、塑料玩具等。

感染性过敏原 —— 常见的有肺炎链球菌、流感嗜血杆菌、肺炎克雷白杆菌、金黄色葡萄球菌、溶血性链球菌、腺病毒、呼吸道合胞病毒、副流感病毒等，它们是导致5岁以下儿童哮喘发作的祸首。

物理性过敏原 —— 过敏体质的孩子往往对"冷"也会过敏，一旦遇到冷空气、冷风，就会促使过敏发作。目前已证明，冷空气是导致哮喘发作的重要原因，每年秋季冷空气南下时，哮喘发作的孩子会明显增多。

避免接触5类过敏原

教宝宝做呼吸功能锻炼

哮喘反复发作可影响肺功能，因此居家期间的呼吸功能锻炼非常重要。在进行呼吸运动之前，应先清除呼吸道分泌物。

腹部呼吸运动

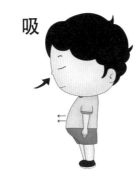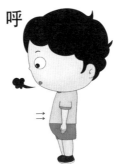

站立，双手平放在身体两侧。

用鼻连续吸气并放松腹部，但胸部不扩张。

缩紧双唇，慢慢吐气直到吐完。

重复以上动作 10 次。

向前弯曲运动

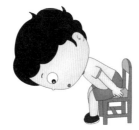

坐在椅子上，背伸直，头向前向下低至膝部，使腹肌收缩。

慢慢抬起上半身，并由鼻吸气，扩张上腹部。

胸部保持直立不动，由口将气慢慢呼出。

胸部扩张运动

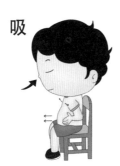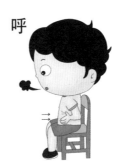

1 坐在椅上，将手掌放在左右两侧的最下肋骨上。

2 吸气，扩张下肋骨，然后由口呼气，收缩上腹部和下肋骨。

3 用手掌下压肋骨，可将肺底部的空气排出。

4 重复以上动作 10 次。

预防宝宝哮喘，为妈妈们分忧

预防小儿哮喘分三步走

第一阶段
怀孕～出生前

哮喘预防必须从胎儿期开始，因为胎儿的过敏体质或过敏性疾病大多与父母的过敏体质和过敏性疾病密切相关，所以必须从母亲孕期开始做起。

首先，父母尤其是母亲必须戒烟。

其次，孕妈妈要避免与可疑或已知的过敏原接触；忌食导致过敏的食物，如鱼、虾、蟹、小麦制品等。

第三，孕妈妈一旦感染病毒或患过敏性疾病，如过敏性鼻炎、荨麻疹等，需禁用如三氮唑核苷（病毒唑）或阿昔洛韦等抗病毒药物，或苯海拉明、异丙嗪等抗过敏药物。因为这些药物可通过胎盘直接影响胎儿发育，尤其是怀孕初期的前3个月不能服用。

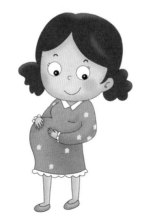

第二阶段
0～2岁内

新生儿出生后应提倡母乳喂养，因为人工喂养的婴幼儿患过敏性疾病的概率比母乳喂养的婴幼儿高。

哮喘具有明显的家族性遗传倾向，对于有家族性过敏性鼻炎或哮喘病史的新生儿，在其出生后要密切注意过敏性鼻炎及哮喘的一些早期症状，如鼻痒、眼痒（表现为揉搓眼鼻）、干咳、呛咳等，还要注意是否有湿疹。应及时到医院请专科医师或专家诊治，做到早期诊断、早期治疗，以减少哮喘病的发生。

第三阶段
＞2周岁

室内、室外环境与孩子的健康关系密切。首先，要避免接触过敏原，如尘螨、真菌、花粉、动物皮毛及排泄物。其次，避免空气污染，如刺激性气体、毒物、油漆、汽油等有毒气体及化学物质。

孕妈妈注意补充维生素 E

　　如果父母均没有家族遗传性哮喘病史，其实并不需要太担心宝宝会患上哮喘病。孕妈妈在怀孕期间多补充一些含维生素 E 的食品，少接触花粉，尤其是不要吸烟。另外，勤打扫居室内的灰尘，撤去地毯，保持环境清洁、通风，这样宝宝将来患上哮喘病的可能性会减小很多。

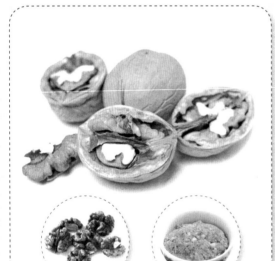

坚果富含维生素 E，比如核桃、花生、葵花子等都是不错的选择。平时饮食中注意适当摄入这些食物，是降低哮喘的好方法。

预防病毒性呼吸道感染

　　病毒性呼吸道感染，是诱发哮喘的重要原因，应特别注意预防。

1

　　在流感病毒、副流感病毒、呼吸道合胞病毒流行的季节，哮喘患儿应尽量避免去公共场所。

2

　　家人患有呼吸道感染疾病时，应注意隔离，并预防性服用清热解毒中药。

3

　　有细胞免疫功能低下或易感时，可使用免疫调节剂（如兰菌净）预防。已有呼吸道感染时，要积极治疗，以免诱发哮喘。

清除或减少家中的尘螨

改善居住环境对预防过敏性哮喘也很重要。研究证明，孩子的尘螨特异性 lgE（帮助确诊尘螨过敏）阳性率主要与居室的地板和床上用品有关，特别是密封性好的钢筋水泥结构住宅，其尘螨特异性 lgE 阳性率明显升高。所以家长要尽量保持室内通风。

保持室内环境的清洁，可防止或减少螨虫繁殖及儿童哮喘的发生。

1 最好用热水烫洗床单、毛毯等，每周一次，烘干或在太阳下暴晒。患病孩子的内衣洗涤后最好用开水烫烫，以减少螨虫滋生。

2 床上用品最好不用毛织品，卧室内不要铺地毯、草垫，家具力求精简洁净，不挂壁毯、字画，避免使用呢绒制作的软椅、沙发和窗帘。

3 动物皮毛、霉菌孢子等都有可能成为诱发孩子过敏性疾病的罪魁祸首，家长一定要做好防护工作。

多吃燕麦少患哮喘

国外研究报告指出，如果小孩多吃燕麦，那么他们患哮喘的危险就会降低。美国农业部研究发现，婴儿时期就吃燕麦的儿童比等到 5 岁才开始吃的儿童更少患哮喘或者过敏性鼻炎。

宝宝 6 个月大之后，可以喂养燕麦米粉；1 岁后可以用纯燕麦片煮牛奶，既营养又可口；2 岁后可用燕麦和其他食物做八宝饭，做之前用水浸泡 1 小时，煮熟后当主食。

让孩子爱上游泳，锻炼心肺功能

医学界通过长期追踪观察发现，游泳很适合哮喘患儿，该项运动能大大增加肺活量，改善患者的肺部呼吸功能。不过，儿童在室内游泳池游泳易使哮喘发作，与儿童在室内游泳馆接触过多的含氯消毒剂有关（"天然游泳池"可以避免这种情况发生），值得引起注意。

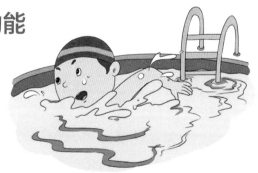

儿科医生常用的绿色疗法

爸妈巧用推拿，为孩子补肺益肾

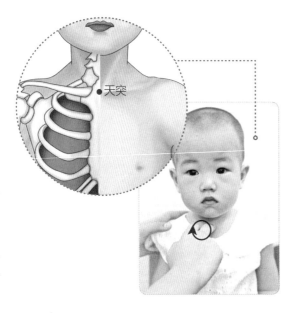

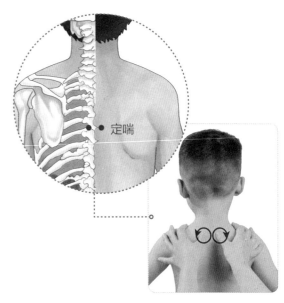

按揉
天突

定喘止咳

精准定位 胸骨上窝正中。
推拿方法 用中指指端按揉孩子天突穴
30～60次。
取穴原理 按揉天突可利咽宣肺、定喘止咳。
主治孩子咳嗽、气喘、胸痛、咽喉
肿痛、打嗝等。

按揉
定喘

止咳平喘

精准定位 在背部，在第七颈椎棘突下，旁开
0.5寸。
推拿方法 用拇指指腹按揉孩子定喘穴200次。
取穴原理 定喘穴有止咳平喘、宣通肺气的功
效，对于孩子支气管哮喘、支气管
炎有良好的调理作用。

宝宝不咳嗽呼吸畅

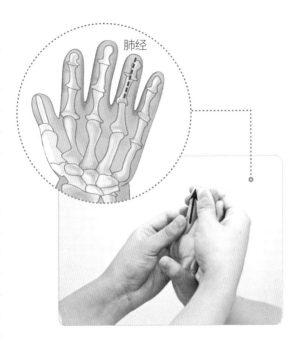

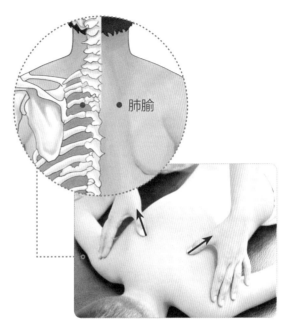

清肺经	**宣肺清热**

精准定位 无名指掌面指尖到指根成一直线。

推拿方法 用拇指指腹从孩子无名指根部向指尖方向直推 50 ~ 100 次。

取穴原理 清肺经可宣肺清热、止咳平喘，对孩子支气管哮喘有很好的调理作用。

推肺腧	**补肺益气**

精准定位 第三胸椎棘突下，旁开 1.5 寸，左右各一穴。

推拿方法 两拇指分别自孩子肩胛骨内缘从上向下推动 100 ~ 200 次，叫推肺腧，也叫分推肩胛骨。

取穴原理 补肺益气，止咳化痰。主治孩子气喘、咳嗽、鼻塞、盗汗、便秘等。

小儿哮喘食疗方

寒喘: 表现为咳嗽、气喘、流清涕, 痰稀而色白、多泡沫, 四肢冷、面色苍白。

杏仁核桃姜汁

材料 甜杏仁 12 克, 核桃肉 30 克, 姜汁适量。
做法 将所有材料混合捣烂炖服。
功效 有止咳化痰平喘作用。

生姜红枣粥

材料 姜丝 10 克, 红枣 5 枚, 糯米 30 克。
做法
1. 糯米淘洗干净后用清水浸泡 1 小时。
2. 砂锅里放适量清水, 放入糯米、红枣, 大火煮开, 下入姜丝, 改小火煮至糯米烂熟即可。
功效 有平喘温肺的作用。

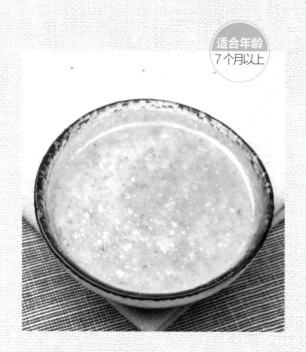

适合年龄
7 个月以上

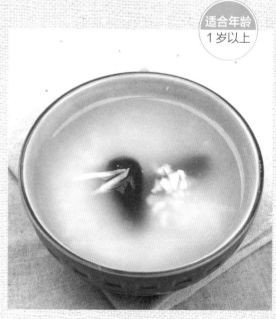

适合年龄
1 岁以上

宝宝不咳嗽呼吸畅

热喘： 小儿热喘多于寒喘，表现为咳嗽喘鸣、痰黄稠、咽干红、口渴多饮、大便干结。

白萝卜番茄汁

材料 白萝卜50克，番茄100克。

做法

1. 将白萝卜洗净，去皮，切成小丁；番茄洗净，去皮，切丁。

2. 将白萝卜丁、番茄丁放入果汁机中，加入适量饮用水搅拌成汁即可。

功效 白萝卜汁可清肺热，止咳化痰；番茄可健脾养肺，提高身体抵抗力。

萝卜汁炖豆腐

材料 白萝卜30克，豆腐50克。

调料 白糖3克。

做法 白萝卜洗净，去皮，榨汁，与豆腐同煮5分钟（开锅算），加入白糖食用。

功效 清热化痰。

适合年龄
7个月以上

适合年龄
1.5岁以上

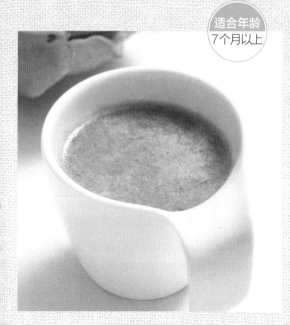

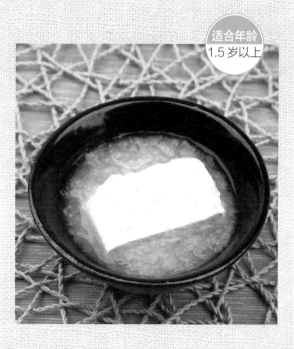

虚喘： 喉中哮鸣声低，气短息促，动则喘甚，自汗怕风，咳痰清稀色白，乏力倦怠，腰酸腿软，畏寒肢冷，心慌等。

枣泥核桃糊

材料　红枣100克，核桃50克，糯米粉适量。

做法

1. 将红枣洗净，蒸熟，去核，做成枣泥；核桃去皮，捣成泥状；糯米粉加水，制成糯米糊。
2. 锅置火上，倒入适量清水，放入枣泥、核桃泥搅拌，煮沸后用小火慢慢熬煮，将糯米糊缓缓倒进锅里，慢慢搅动成糊状即可。

功效　健脾胃，补肺肾，平虚喘。

核桃炖乌鸡

材料　乌鸡100克，核桃仁30克，枸杞子、白果各10克。

调料　姜片、盐各适量。

做法

1. 乌鸡洗净、切块，入沸水锅内焯去血水，沥干，切成小块。
2. 将核桃仁、枸杞子、白果、姜片、乌鸡放入砂锅内，倒入清水，用大火煮沸，撇尽浮沫，改用小火炖至乌鸡肉熟烂。

功效　温肺平喘，补肾补虚，化痰止咳。

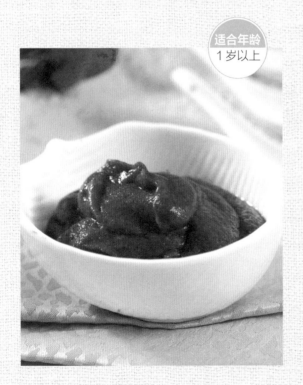

适合年龄
1岁以上

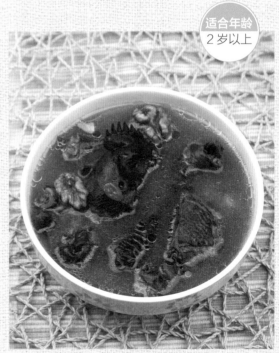

适合年龄
2岁以上

小儿哮喘规范化用药指导

分期用药知多少

　　对于确诊的哮喘患儿，需要进行规范的长期药物控制，这类药物主要有两类：一是口服的抗白三烯药（扎鲁司特、普鲁司特、孟鲁司特等），能够控制气道炎症病变，使用比较简单，疗效也不错；二是药效更强的吸入激素类药物，控制气道高反应的效果更好，而且药物被直接吸入呼吸道里，效果直接，不良反应也比较轻微。

哮喘缓解期用药

治疗目的：

　　预防哮喘发作。哮喘的发作是突然发生的，但小气道的炎症是长期持续存在的。因此，需要长期抗过敏治疗。

　　即使哮喘发作得到控制，暂无喘息症状，仍然需要每天坚持服用预防性药物。

可用的药物：

　　丙酸倍氯米松或布地奈德等气雾剂吸入。不良反应小，吸入剂量应由医生根据孩子的病情确定。

哮喘发作期用药

治疗目的：

　　终止哮喘发作。及早控制，使哮喘发作对小气道造成的破坏降至最低。

　　药物的主要作用是舒张小气道、抗过敏、解除呼吸困难，达到平喘的目的。

可用的药物：

　　氨茶碱、舒喘灵、博利康尼、强的松等口服药物；氨茶碱、甲基强的松等静脉药物；舒喘灵、博利康尼、普米克等气雾吸入药物。

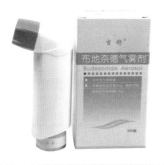

布地奈德气雾剂（吉舒）具有很强的局部抗炎作用，能抑制早期的支气管痉挛和晚期过敏反应。

这些用药误区，很多妈妈都有

多吃一些抗生素

哮喘是一种非特异性炎症，治疗要用抗变态反应的药物和舒张支气管的药物，由过敏引发的哮喘要用抗过敏药，达到平喘、解痉、止咳的作用。但是哮喘患儿常常过多服用抗生素，或所谓的消炎药。即使是重度哮喘患儿，只要不发热、没有肺炎及其他细菌感染，就不必使用抗生素。

需要注意的是，在儿童哮喘中，有 1/3 是只咳不喘的，叫作"咳嗽变异性哮喘"，很容易被误诊为支气管炎。因此，家长千万不要随便给孩子使用抗生素和止咳糖浆来自行治疗。患儿最好在医生的指导下用药，否则不利于康复。

哮喘缓解期不使用吸入激素

吸入性糖皮质激素，是目前治疗小儿哮喘最有效的药物，可供选择的药物有丙酸倍氯米松、布地奈德和氟替卡松，以定量气雾剂、干粉剂或溶液吸入。这种吸入激素的治疗方法，激素用量很小，一天的吸入量一般不超过 400 微克，而且药物可以直接作用于气道病变部位，全身吸收很少，不良反应非常小。

需要注意的是，多数患儿需要长年使用吸入激素，才能控制住哮喘的发展，绝不能治治停停，因为气道炎性反应是持续存在的，只是发作期加重，缓解期减轻。只有持续使用局部激素治疗，才能真正消除气道炎症，这个过程通常是 3 ~ 5 年。但是也有一些轻症患儿，采取发作期季节性治疗，即可达到很好的效果。

喘了就用氨茶碱

氨茶碱是临床常用的治疗哮喘、气管炎、慢性支气管炎的有效平喘药物之一，药理作用主要是缓解支气管痉挛，此外它还有促进排痰、增强膈肌收缩功能和改善心、肾功能等作用。

对于小儿来说，使用氨茶碱治疗哮喘更易发生中毒现象，主要是因为小儿排泄和解毒功能尚未完善，药物在体内清除率低。

小儿服用氨茶碱的剂量应按体重来计算，每次只能服 1/4 或 1/6 片。若一次服用超过 5 ~ 6 毫克 / 千克体重，0.5 ~ 1 小时内即可出现中毒反应。一旦出现烦躁不安，就应引起高度的警惕，切勿麻痹大意，以便在药物中毒的初期（早期有厌食、恶心、呕吐、烦躁不安、发热、出汗等表现）及时停药和采取救治措施。

宝宝不咳嗽呼吸畅

第 9 章

鼻炎：
有鼻炎的宝宝"伤不起"

辨别症状，找出病因

观鼻涕，辨鼻炎

什么是鼻炎

鼻炎是鼻黏膜或黏膜下组织因为病毒感染、细菌感染、刺激物刺激等，导致鼻黏膜或黏膜下组织受损，所引起的急性或慢性炎症。鼻炎导致产生过多黏液，通常引起流涕、鼻塞等症状。

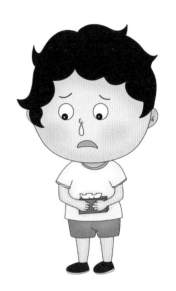

小儿鼻炎的几种常见类型

一般来说，小儿鼻炎是儿童常见病，而且很容易被家长忽视，抵抗力强的孩子可能很快就能自愈，但抵抗力弱一些的孩子很可能会由急性转为慢性，这就需要家长仔细甄别鼻炎的类型，并采取相应的治疗手段，帮助孩子缓解鼻炎的痛楚。如果不去治疗，小儿鼻炎很可能会加重，引发一系列的问题。

急性鼻炎

由病毒感染所致。

特征： 初期由于鼻黏膜血管充血扩张，腺体分泌增加，流清水样鼻涕，3～5天后黏膜的渗出物淤积于黏膜表面，形成脓性黏液分泌物，是白色的黏稠鼻涕。

过敏性鼻炎

是变态反应性疾病。由于接触过敏原造成的，发病快，恢复也快。

特征： 主要表现为阵发性喷嚏连续性发作、鼻塞、鼻痒、流大量清水样鼻涕。尤其是清晨起床时易发作，白天频频流涕，晚上鼻塞，睡眠不佳，严重影响孩子身心健康。

干燥性鼻炎

多发生在冬春季，气候干燥引起鼻黏膜改变，诱发干燥性鼻炎。

特征：鼻腔黏膜干燥不适，分泌物相当少。一般不流鼻涕，由于鼻内干燥有痒感，孩子常挖鼻孔，有时鼻涕中带血丝。

慢性鼻炎

多为急性鼻炎反复发作或治疗不彻底转化而成，是鼻腔血管的神经调节功能紊乱引起的。

特征：以黏膜肿胀、分泌物增多为特点。鼻涕多为白色和黄色脓涕，持续时间较长，伴鼻塞和头痛，并且感冒后症状加重。

肥大性鼻炎

鼻塞更加严重，鼻部通气困难，常常张口呼吸，因张口呼吸而刺激咽喉出现咳嗽、鼻部胀痛。

特征：症状长期存在，鼻甲肥大，充血肿胀非常明显，甚至出现鼻中隔偏歪。

鼻炎让宝宝很"痛苦"

宝宝患鼻炎，一般来说，会出现鼻痒、打喷嚏、流涕、鼻塞等症状，有时还可能伴有嗅觉减退。

12 个月以内的宝宝

以鼻塞为主，宝宝经常揉鼻子，有时伴有腹痛、腹泻

1～3 岁的宝宝

多为流鼻涕、打喷嚏，尤其是早晨刚起床时症状更加明显

3 岁以上的宝宝

除了有流鼻涕、鼻塞、打喷嚏的症状，还会表现出情绪烦躁、睡眠不好等症状

因此，宝宝一旦出现流鼻涕、打喷嚏，用药不见好转的情况，家长需要密切关注宝宝的病情，及时去医院就诊。

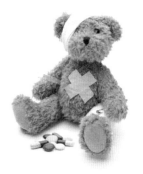

小儿急性鼻炎警惕 6 大并发症

　　小儿急性鼻炎应及时治疗，如果感染直接蔓延及不恰当的处理方法，感染可向邻近器官扩散，产生各种并发症，严重危害儿童身体健康。

小儿急性鼻窦炎

　　由于鼻窦开口位于鼻道，细菌进入到鼻窦，引起急性鼻窦炎。

小儿急性非化脓性中耳炎

　　由于鼻咽部咽鼓管口的黏膜充血肿胀，引起非化脓性中耳炎，产生耳内胀闷、闭塞感，听力减通，或有耳鸣，以及鼓室积液。

小儿急性化脓性中耳炎

　　急性鼻炎有可能引起急性化脓性中耳炎，出现耳内剧痛，或有明显发热，然后耳内流黄脓，耳流脓后，发热与耳痛等症状则明显减轻。

小儿气管炎与肺部感染

　　急性鼻炎极易引起气管炎或肺部感染，发热症状明显，咳嗽症状加重，精神不振，肺部出现罗音。

小儿急性喉炎

　　急性鼻炎可以伴有急性喉炎，或引起急性喉炎。急性喉炎的症状主要是声音嘶哑或沙哑，讲话时语音不清亮，可伴有咽喉痒感、咳嗽。如果3岁以内小儿出现急性喉炎或急性声门下喉炎，可出现喘息、喉中痰鸣。

小儿急性咽炎

　　急性鼻炎可以伴有急性咽炎，或引起急性咽炎。出现咽喉疼痛，吞咽时加重，或有咽喉不适感、咳痰、咽喉中有"吭喀"声、咳嗽。

宝宝不咳嗽呼吸畅

鼻炎和感冒怎么区分

鼻炎发作时的症状与感冒初期的症状往往比较相似，很多患者因此而延误病情。根据以下四点，可以对过敏性鼻炎和感冒做出判断：

是否发热
如果发热明显，基本不会是过敏性鼻炎。

周围人是否有相同症状
如果周围人都有类似的感冒症状，则不会是过敏性鼻炎。

打喷嚏次数
如果喷嚏不是阵发性的，基本不会是过敏性鼻炎。

患病时间长短
感冒通常 1～2 周就能痊愈，而过敏性鼻炎常年反复发作。

引起小儿鼻炎的常见原因

宝宝患鼻炎一般是由多种因素引起的，最常见的因素有以下几个：

家族遗传
有过敏性家族遗传病史的宝宝比普通宝宝的病发率要高出很多，很容易引发过敏性鼻炎。这种遗传并不是遗传过敏性鼻炎，而是遗传过敏体质。

感冒
宝宝在玩耍时出汗过多、受凉受湿，很容易导致感冒，出现急性鼻炎症状，如果治疗不及时，就会演变成慢性鼻炎，反复发作。

用药不当
孩子如果鼻塞，有的家长会给孩子使用鼻喷剂，长期刺激鼻腔，也容易诱发小儿慢性鼻炎。

抵抗力差
小儿的抵抗力比较差，免疫系统发育不完善，容易被病菌侵犯而引起慢性鼻炎等疾病。

过敏原
过敏体质的孩子吸入或食入了过敏原，就会马上引发过敏性鼻炎，对于此病的治疗是降低鼻腔神经的敏感性，药物无法治愈，重要的是避免接触过敏原。

妈妈该怎么照顾鼻炎宝宝

给过敏体质的宝宝加辅食要晚点慢点

　　随着日益变化的环境，现在过敏体质的孩子越来越多，这类孩子患过敏性疾病的可能性也会增大。而过早添加辅食，容易引起过敏症，这是因为宝宝在 6 个月之前，肠道通透性较强，屏蔽作用差，许多异蛋白物质会进入血液。6 个月之后，成熟的肠道能分泌免疫球蛋白，在肠道形成保护膜，可防止大部分过敏原通过。所以很多孩子的过敏都和过早添加辅食有关。

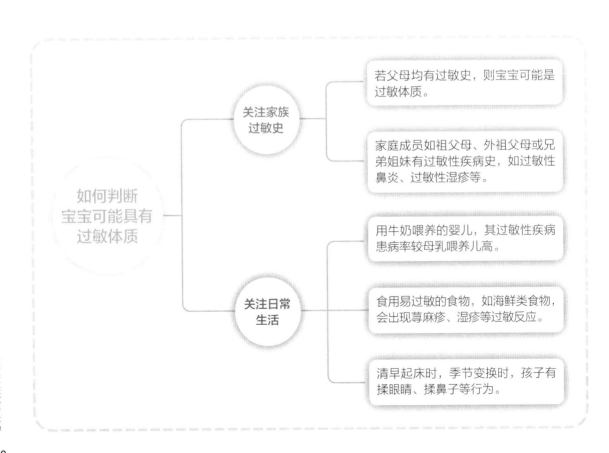

如何判断宝宝可能具有过敏体质

关注家族过敏史
- 若父母均有过敏史，则宝宝可能是过敏体质。
- 家庭成员如祖父母、外祖父母或兄弟姐妹有过敏性疾病史，如过敏性鼻炎、过敏性湿疹等。

关注日常生活
- 用牛奶喂养的婴儿，其过敏性疾病患病率较母乳喂养儿高。
- 食用易过敏的食物，如海鲜类食物，会出现荨麻疹、湿疹等过敏反应。
- 清早起床时，季节变换时，孩子有揉眼睛、揉鼻子等行为。

合理添加辅食防过敏

坚持母乳喂养，至少喂6个月。

6个月开始添加辅食，若有过敏家族史的婴儿最好推迟1~2个月添加，且添加速度要慢，辅食品种也不宜过多。

家族有过敏史，1岁之前应避免摄入鱼、虾、蟹等以及含有过多食品添加剂的食物。

过敏体质的孩子，在加鱼虾类食物时要格外小心。1岁后可从一种食品少量开始，缓慢逐渐增加，然后再逐渐增加食物的品种。如1~2周可吃虾1~2只，第3~4周，吃3~4只，如此逐步增加食物的量和品种，能起到脱敏作用。

添加辅食要避免易致敏食物

易致敏食物	处理方法
桃子、柑橘类、草莓、猕猴桃、番茄、樱桃、芒果、菠萝、椰子	如发现明显过敏，要避免或延迟添加，可尝试1岁后开始少量食用
芸豆、蚕豆、豌豆、大豆、玉米	如发现明显过敏，要避免或延迟添加，可尝试1岁后开始少量食用
小麦（面粉）、麦麸	小麦过敏较为常见，面粉制品通常在8月龄前后尝试添加
酵母	酵母过敏也较为常见，通常在10月龄甚至1岁后尝试添加
蛋清、乳制品	蛋清比蛋黄易引起过敏，蛋清可延后至1岁后试加；若对鲜奶、奶酪和酸奶过敏，可延至1岁后试加
鱼、虾、螃蟹、贝类	海鲜类容易引起过敏，最好在1岁以后开始试加，先从白肉鱼（大部分淡水鱼）开始，再加红肉鱼（如三文鱼、金枪鱼等），再加青肉鱼（如秋刀鱼）、虾、蟹等，如发现过敏应延迟添加
坚果类、糖果、饼干、饮料、腌制食品	坚果也易引起过敏，给孩子食用坚果时，要以泥或者酱的形式，防止孩子整粒摄入引起呛咳。发现过敏时，立即停止食用，延到2岁以后再试加。大部分糖果、饼干、饮料等零食都含有添加剂，尽量不要给孩子食用

第 9 章 鼻炎：有鼻炎的宝宝「伤不起」

给宝宝清理鼻腔
别犯这些错误

孩子患了鼻炎，会有鼻塞、流鼻涕、鼻干、鼻痒等症状，家长要注意加强护理，帮助孩子缓解鼻部不适，摒弃坏的习惯，做好宝宝鼻部清洁。

两侧鼻孔
同时用力

擤鼻涕方法不对会使鼻腔黏液充满鼻窦，使鼻窦变成病菌滋生的温床。

擤鼻涕的正确方法：堵住一侧鼻孔，擤另外一侧，并交替进行。擤鼻涕后的卫生纸马上用马桶冲走或扔到密闭垃圾桶内。

可能导致
颅内感染

挖鼻孔几乎是很多孩子都有的一个习惯，挖鼻孔一方面会损伤鼻黏膜，手上的细菌、病毒可能造成局部的毛囊炎。由于鼻部处于"危险三角区"内，如果炎症控制不好，有可能侵入颅内，最好戒除挖鼻孔的坏习惯。

容易刺激咽
喉和肠胃

鼻涕中含有尘土、细菌等有害物质和过敏原，咽下时会对咽喉部黏膜造成刺激，引起咳嗽，长期如此会引发慢性咽喉炎。吞咽到胃肠中的细菌和病毒也会对胃肠黏膜产生刺激，引起疾病。

怎么用盐水
给鼻炎宝宝清洁鼻腔

孩子患有鼻炎，家长更要注意孩子有没有鼻干、鼻痒的症状，另外，由于分泌物增多，鼻子也成了藏污纳垢的场所，应及时清除掉附在鼻腔黏膜上的病菌和杂质。

在家里可用清水或淡盐水进行鼻部清洗：将鼻孔浸在盐水中，随吸气将水吸入鼻腔，让其充分与鼻黏膜接触，稍停一会儿，再将水擤出，反复进行 1~3 分钟。注意防止水呛入气管。鼻部干燥可滴 1~2 滴植物油在鼻腔中，以保持鼻部的滋润。

改善鼻炎症状的 3 个妙招

热敷法缓解鼻塞

将 2~3 块毛巾用水浸湿，放在微波炉加热。待温度合适后将毛巾放在前额、鼻部以及头部两侧，待温度下降变凉后更换热毛巾外敷，连续 30 分钟。

搓鼻翼法

用两手食指或中指，搓鼻翼到微微发热，每天 10~30 分钟，每天 2~4 次。

用艾叶水泡澡

3 岁以内用艾叶 50 克，3 岁以上用 100 克，先将洗澡水烧开，加入艾叶后煮沸 2~3 分钟，将锅离火，闷出药味儿，待药汤温度适宜时倒入盆中，泡澡并清洗患儿全身，洗后及时穿衣，令出微汗，避免着凉。每日一次。

预防宝宝鼻炎，为妈妈们分忧

过敏体质的宝宝远离过敏原

引起小儿过敏性鼻炎的过敏原

0~2岁	**2~4**岁	**4**岁以上	其他
鸡蛋、牛奶等蛋白质含量丰富的食物；室内的尘螨等	鱼、坚果、奶制品等食物；室内的尘螨和毛发；屋内的卫生死角、地毯等处	室外的花粉、杨柳絮、灰尘等	一些刺激性物品，如烟、油漆、除臭剂以及空气污染物等也可诱发过敏性鼻炎

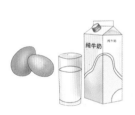
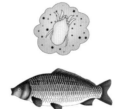
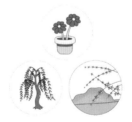
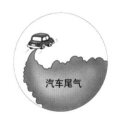

汽车尾气

避开过敏原，就能缓解过敏性鼻炎

过敏性鼻炎的发作在孩子中比较常见，但也不是每个孩子都会出现。首先孩子本身是过敏体质，再接触到过敏原，就会出现过敏症状。

另外，孩子过敏体质的强弱也与过敏性鼻炎发作的频率和严重程度相关，如果弱过敏体质的孩子，在环境中就要接触较多的过敏原才会引起过敏性鼻炎发作；强过敏体质的孩子，他所在的环境之中并不需要存在太多的过敏原，也能引起过敏性鼻炎。

所以，一方面要增强孩子体质，另一方面要尽量避免接触过敏原，以避免或者减轻孩子的过敏性鼻炎的症状。

补充维生素 C，减少鼻炎复发

维生素 C 有缓解过敏性鼻炎症状的作用，可以给孩子多食芥菜、菜花、苦瓜、番茄、猕猴桃、草莓、柑橘等富含维生素 C 的蔬果。但对某些蔬果过敏者应避免食用导致自己过敏的品种。

过敏性鼻炎的发病机理

异物（抗原）侵入体内

体内产生与抗原相对应的抗体

二者结合出现抗原 - 抗体反应

释放出的组胺可刺激副交感神经，使其功能异常活跃，从而出现打喷嚏、流鼻涕、鼻痒等过敏性鼻炎的症状

维生素 C 在体内能够抑制组胺的生成

可改善毛细血管通透性，减少组织液的渗出，从而减轻症状

多晒太阳，少吹空调

有利于防寒保暖的生活习惯

春秋两季，天气不冷不热，可以养成孩子早睡早起的习惯，每天户外活动至少 2 小时，注意锻炼身体，增强体质。

冬天多晒太阳，及时给孩子增添衣物，防寒保暖。晒太阳温阳又散寒，可以每天带孩子晒太阳 1~2 小时，晒太阳时可背对太阳，感受太阳光晒在头顶和后背温热而舒服的感觉。

夏天少吹空调，注意保护孩子的腹部，避免受凉。户外活动时避免太阳直射的地方，多喝水，多运动，出汗后用温水洗澡，同时也要防止暑热，可少量吃一些解暑的食物，如绿豆汤、梨等，与温性食物的比例是 3:7，不要过多。

饮食温热易消化，不过寒

要注意少吃冰激凌、雪糕等冷饮，尤其是冬天，要多吃温热的食物。

避开食用牡蛎、花生、小麦、蛋黄等易过敏的食物。

多食用富含维生素的蔬果。

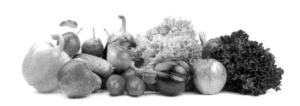

儿科医生常用的绿色疗法

爸妈巧用推拿，赶走宝宝鼻炎

鼻炎很难治，但是可以通过小儿推拿来缓解症状，特别是小儿过敏性鼻炎初期，可以通过小儿推拿减缓过敏性鼻炎的症状。

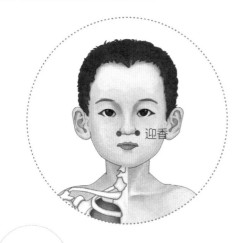

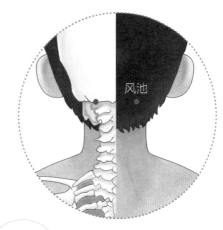

揉迎香 　**宣通鼻窍、疏散外邪**

推抹风池 　**疏风解表、清利头目**

精准定位　鼻翼外缘，鼻唇沟凹陷中。

推拿方法　用食中两指分按两侧迎香穴，揉20~30遍。

取穴原理　宣通鼻窍。用于孩子鼻塞流涕、口眼歪斜，也用于感冒或慢性鼻炎引起的鼻塞流涕、呼吸不畅。

精准定位　沿脊柱向上，入后发际上1横指处即是风府穴；后头骨下两条大筋外缘陷窝中，与耳垂齐平处即是风池穴。

推拿方法　中指按在督脉的风府上，食指、无名指分别按在两侧的风池上，自上而下推抹50~100遍。

取穴原理　推抹风池穴，能够有效祛除风邪对鼻黏膜的侵袭，缓解孩子因过敏引起的鼻炎。

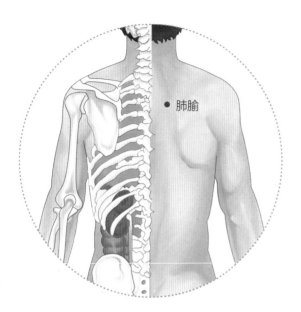

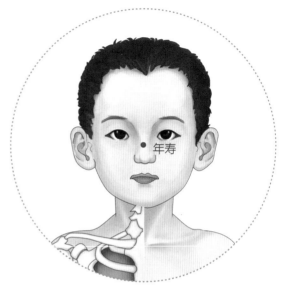

肺腧

年寿

补肺益气、止咳化痰

改善鼻炎症状

精准定位 第3胸椎棘突下，旁开1.5寸，左右各一穴。

推拿方法 两拇指分别自孩子肩胛骨内缘从上向下推动100~200次，叫推肺腧，也叫分推肩胛骨。

取穴原理 补肺益气，止咳化痰。主治孩子气喘、咳嗽、鼻塞、盗汗、便秘等。

精准定位 鼻上高骨处，准头上。

推拿方法 一手扶孩子头部，以另一手拇指指甲掐年寿穴称为掐年寿，掐3~5次；以两手拇指指腹自年寿穴向两鼻翼分推，称为分推年寿，分推30~50次。

取穴原理 用于孩子鼻干、感冒鼻塞、慢惊风等。

宝宝不咳嗽呼吸畅

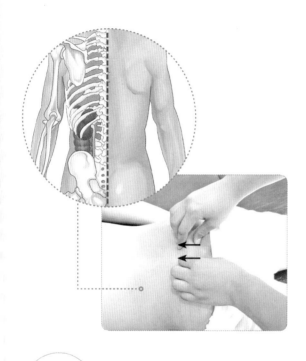

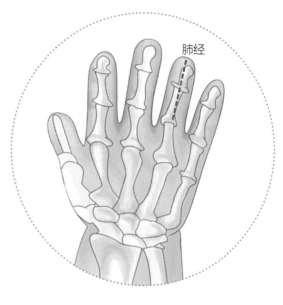

肺经

捏脊	**健脾益肺**

精准定位 后背正中，整个脊柱，从大椎至长强成一条直线。

推拿方法 由下而上提捏孩子脊旁 1.5 寸处 3~5 遍，每捏三次向上提一次。

取穴原理 中医认为，孩子抵御外部风寒的能力薄弱，难免阴阳不调。捏脊可通过刺激督脉和膀胱经，能够调理阴阳、健脾益肺，从而达到提高孩子免疫力的作用。

清补肺经	**补益肺气、清热宣肺**

精准定位 推拿方法 无名指掌面指尖到指根成一直线。用拇指指腹从无名指指根向指尖方向直推为清，称清肺经；从指尖向指根方向直推为补，称补肺经，100~300 次。

取穴原理 补肺经可以补益肺气，适合体虚、虚喘、出虚汗的孩子。清肺经可以清热宣肺，适合体热、干燥性鼻炎的孩子。增强肺功能，增强抵抗力。

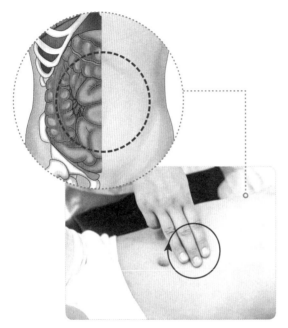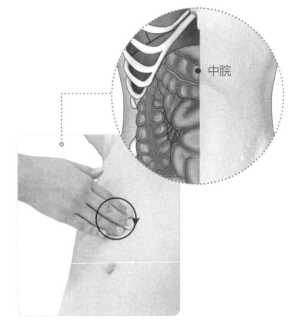

摩腹 **健脾益肺**

按揉中脘 **强健脾胃**

精准定位　整个腹部。

推拿方法　家长以右手中间三指顺时针摩孩子腹部3分钟。

取穴原理　中医认为，脾胃是气血生化之源。虽然摩腹法作用于局部，但可以通过健脾助运，达到培补元气的作用，从而有益于全身保健。

精准定位　肚脐直向上4寸。

推拿方法　家长以右手中间三指顺时针按揉孩子中脘穴3分钟。

取穴原理　中脘穴是主管脾胃的重要穴位。经常按揉中脘穴，能增强孩子的脾胃功能，提高身体免疫力，达到强身健体的目的。

宝宝不咳嗽呼吸畅

小儿鼻炎食疗方

气温变化较大时，宝宝容易受到呼吸道病毒感染，而出现咳嗽、流鼻涕等症状，进而会引起鼻炎；宝宝对花粉、食物过敏时，也会引发过敏性鼻炎。用药治疗鼻炎时，也可配合食疗，可起到事半功倍的效果。

藕汁

材料 莲藕 1 节。

做法 莲藕洗净后捣碎成泥，用时从中吸取藕汁。

用法 睡前取汁 2 ～ 3 滴，滴入鼻孔。

功效 藕汁有收缩皮肤黏膜血管的作用，可通鼻窍，缓解鼻黏膜炎症。

生姜二红水

材料 生姜、红糖各 10 克，红枣 4 颗。

做法

1. 生姜洗净，切片；红枣洗净，去核。

2. 将姜片、红枣放入水锅中，大火煮开后转小火煎煮 30 分钟，调入红糖搅匀。

用法 代茶饮用，每日 1 剂，连用 3 ～ 5 日。

功效 发汗解表、祛风散寒，有助于感冒康复，避免鼻炎加重。

适合年龄
7 个月以上

适合年龄
1 岁以上

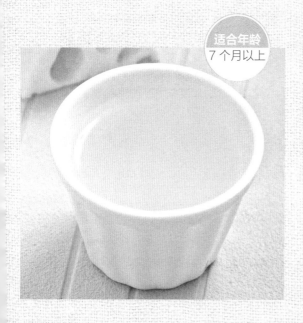

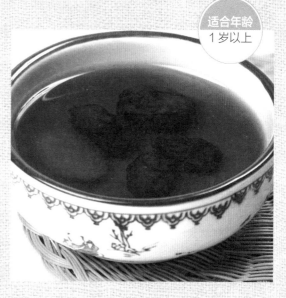

第 9 章 鼻炎：有鼻炎的宝宝「伤不起」

泡蒜醋蒸

材料　大蒜 1 头，陈醋 30 克。

做法

1. 大蒜去皮，放入陈醋中浸泡 2 天。
2. 找一块干净红砖，在火上烧热，浇两勺泡蒜醋会瞬间冒出热气，用鼻子吸热气。

用法　每日 2 次，连用 1 周。

功效　此法能清热消炎、解毒通窍，对各类鼻炎都有效，很适合由过敏性鼻炎引起的呼吸困难。

适合年龄
1 岁以上

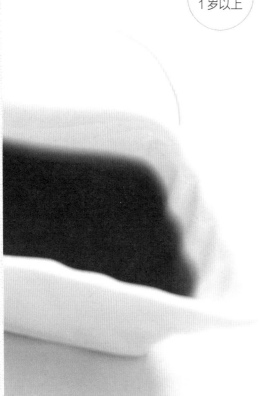

葱白煮水

材料　新鲜葱白 3 根，豆豉 10 克。

做法　葱白洗净、拍碎，加豆豉和水煮 10 ～ 15 分钟，饮水。

用法　每日 4 次，每次 20 毫升。

功效　能有效缓解因鼻炎引起的鼻塞，对于风寒感冒引起的小儿急性鼻炎、鼻塞、呼吸困难有很好的缓解作用。

适合年龄
8 个月以上

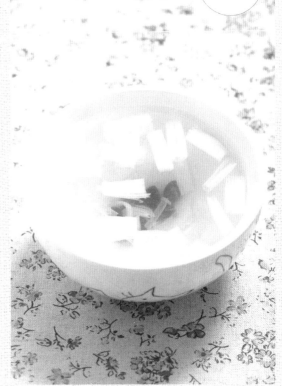

小儿鼻炎规范化用药指导

用什么药物治疗比较好

小儿鼻炎用药要分型对症，妈妈应在医生指导下选择用药，用药前需仔细阅读药品说明书，以免用药不当导致药物性鼻炎。

分型下药才有效

对鼻炎的治疗要针对其原发病因，区别用药。

激素类药物是治疗过敏性鼻炎的首选用药，适合小儿的有布地奈德气雾剂等。口服抗过敏药物有开瑞坦等。

对付慢性鼻炎，可选用小儿鼻炎片，该药是治疗风邪上犯清窍所致的肺经郁热型鼻炎的良药。

对付萎缩性鼻炎，可服用维生素类药物辅助治疗。

对付干燥性鼻炎，多在鼻腔内涂抹红霉素软膏防止黏膜干燥。

对付小儿化脓性鼻窦炎，可用鼻渊舒口服液等。

正确应用鼻内用药

喷鼻剂的优点是能使药物均匀地分布于鼻内却不会流入咽喉。其正确方法是：将喷头置于鼻孔，对准鼻腔后开始吸气再揿压推动钮，让药液能随气流进入鼻腔。

 专家答疑

能给宝宝使用成人鼻炎药物吗？

6岁以下儿童切忌随手拿成人鼻炎药治疗，患儿还要禁用血管收缩剂，如滴鼻净（萘甲唑啉）、麻黄素滴鼻液等。因为宝宝对药物的耐受力低，加上鼻腔黏膜吸收药物迅速而完全，用滴鼻净易发生中毒。

这些用药误区，很多妈妈都有

很多家长为了让宝宝的病快点治愈，轻易听信一些不切实际的疗法，结果只会适得其反！要让宝宝的病情好转，先避开这些治疗误区。

把鼻炎当成感冒来医

过敏性鼻炎和感冒极为相似，都伴有鼻子发痒、打喷嚏、流鼻涕、鼻塞等症状。不同的是，感冒还有头晕、呕吐、头痛、浑身无力等症状，而过敏性鼻炎发病多在早上。所以家长们要仔细分辨，千万别把宝宝的鼻炎当成普通感冒来对待。

鼻炎有好转就可停医停药了

宝宝患鼻炎时，一打针吃药就爱哭闹，所以很多家长在宝宝病情稍微稳定时就停医停药，这么做并不利于鼻炎根治，所以切不可疏忽大意。

一定要找到过敏原

导致宝宝过敏性鼻炎的因素很多，家长们也不一定找得准，如果一味把注意力放在寻找过敏原上，却忽略了实际治疗，结果也是收效甚微。

治鼻炎跟着广告走

一些宣传治鼻炎的广告鼓吹"包治包好"是不科学的。鼻炎其实分很多种，应该根据不同的类别加以诊治，而不是听信虚假的宣传广告。

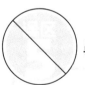

鼻炎没法预防

光治好宝宝的鼻炎还远远不够，因为生活中的各种病菌还可能导致宝宝的鼻炎反复发作，家长应该多和医生沟通，找到预防鼻炎的正确方法。

第10章

咽喉炎：
如何保护好宝宝的咽喉

辨别症状，找出病因

咽炎有急、慢性之分

急性咽炎

一般是由于人体免疫力低、病毒或细菌侵袭咽部而发病的。起病较急，初期咽部干燥、灼热、有异物感，并伴有疼痛，吞咽时加重，也有发热、头痛及全身不适等症状，但全身症状一般较轻。若不及时治疗可并发中耳炎、喉炎、气管炎及肺炎等。

慢性咽炎

多因急性咽炎治疗不彻底、反复发作引起，也可因慢性鼻炎、鼻窦炎，对刺激性气体、粉尘过敏，缺乏多种维生素，过食辛辣等刺激性食物引起。症状主要表现为咽部有异物感、咽痒微痛、干燥灼热等。常有黏稠分泌物附于咽后壁不易清除，晚上更为严重。分泌物可引起刺激性咳嗽、恶心、呕吐等症状。

咽炎的早期发现

如果家长发现宝宝最近老哭闹，哭声嘶哑甚至失音，口水比以前流得多，张开小嘴一看，发现咽部充血红肿，那么宝宝很可能得了咽炎。

咽炎的症状

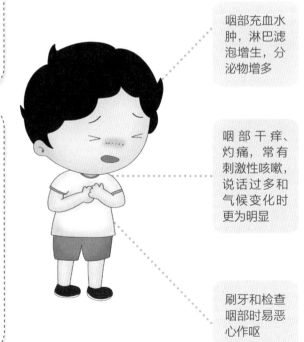

咽部充血水肿，淋巴滤泡增生，分泌物增多

咽部干痒、灼痛，常有刺激性咳嗽，说话过多和气候变化时更为明显

刷牙和检查咽部时易恶心作呕

宝宝咽红怎么办

细心的家长有时候会发现宝宝的咽峡部发红甚至肿胀，如果发生这种情况该怎么办？很多家长认为孩子嗓子红就是"上火"了，实际上大家平时所说的"上火"在中医称为"内热"，表现为咽喉干痛、两眼红赤、鼻腔烘热、口干舌痛及嘴角糜烂、鼻出血、牙痛等症状。

咽红的原因

咽红是咽峡部血管充血的表现，是机体对刺激发生的一种防御反应。可因孩子说话多、哭喊、咳嗽、感冒初期或者外来刺激（食用过冷、过热、辛辣食物等）引起。

说话多、哭喊	这种情况较多，父母尽量安抚宝宝，避免长时间不良的感情刺激。
咳嗽	注意预防感冒，平时增加宝宝的户外锻炼，吃点提高抵抗力的饮食，如梨丝拌萝卜、杏仁粥等。要保证宝宝有良好的睡眠。如果家里有人感冒咳嗽了，最好戴口罩或用其他方法适度隔离，并且给房间消毒。
外来刺激	吃了过冷、过热或辛辣食物，咽部黏膜受到刺激。因为宝宝的各个器官还比较娇嫩，所以家长在给孩子选择食物时尽量选原汁原味的，温度也要掌握，40℃左右为佳，如果吃冷饮也要适量。

疾病前期症状

咽红

回忆一下家里湿度是否不够、宝宝是否有着凉的情况，如睡觉时蹬被子、出汗过多未及时更换衣物、温度下降未及时添加衣物等，及时调整以上情况。

咽红伴舌苔厚

如果宝宝的口气也不清爽、有酸腐味，提示宝宝的脾胃功能不正常，家长在饮食上就要注意，若孩子在幼儿园正常用过餐后，切不可回家又和家长一起再次进餐。此期间孩子的饮食宜清淡，减少肉类、甜食、油炸食品的摄入，如果宝宝饿，可以吃点杂粮粥、蔬菜沙拉（沙拉酱用酸奶代替）、酸奶、水果（100 克左右）。

咽红伴大便秘结

可以考虑宝宝是有内热了，此时让宝宝保持大便通畅很重要。饮食上建议多吃蔬菜、水果、粗粮这些含膳食纤维多的食物。妈妈也可以给宝宝按摩小肚子：顺时针按摩 10 次，再逆时针按摩 10 次，这样交替进行，可以促进肠蠕动。
加大孩子的运动量也是有效的办法。
如果孩子便秘严重，建议咨询医生，选用更为对症的药物进行治疗。

除以上说到的，孩子咽红时多喝水还是有利于恢复的，因为水可以加速毒素的排泄，也可以防止因咽喉干燥导致咳嗽，进一步加重咽红。

这里喝水也是有讲究的，要多次少量饮水，不能一次喝太多，否则会给肾脏带来负担。

小儿急性喉炎不可掉以轻心

小儿急性喉炎不仅是一种危险的小儿呼吸道常见疾病，也经常是喉、气管、肺炎的伴随疾病。

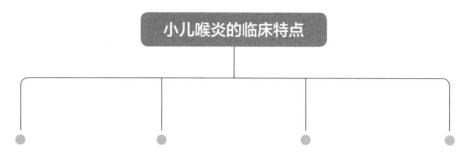

小儿喉炎的临床特点

多见于幼小儿童，1岁内的婴儿发病率最高，发病时间集中在头年的12月份至下一年的2月份，绝大多数患儿伴有上呼吸道感染症状。

急性喉炎起病时即有声音嘶哑、干咳，咳嗽时发出"空空空"的声音，似犬吠状，随后因声门下区水肿的发展，出现吸气不畅并伴有喉鸣音，病情逐渐加重，可发生显著的吸入性呼吸困难。

多数患儿可有不同程度发热，但高热少见，大多数为轻中度发热。由于喉阻塞与缺氧，患儿常伴烦躁不安、拒绝饮食。体检可见面色青紫、三凹症（即吸气时锁骨上窝、胸骨上窝及上腹部显著凹陷），病情尤以夜晚为重。

为宝宝做喉腔检查可直接见到喉部黏膜充血、肿胀。

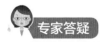 专家答疑

如果宝宝没有发热的症状，是否还要送医院呢？

一般无论宝宝有没有发热，妈妈如听到宝宝声音嘶哑，出现犬吠样咳嗽，基本上可诊断为喉炎，若喉部出现明显的水肿，就应立即把患儿送到医院。小儿喉炎必须早诊断早治疗。若发现活动后出现吸气性呼吸困难、气促或紫绀，说明已有了明显的喉梗阻。给予相应治疗，可避免患儿气管切开带来的不必要的痛苦。

宝宝咽肿发热，小心疱疹性咽炎

疱疹性咽炎夏季高发

疱疹性咽炎实际为疱疹性咽峡炎，是以急性发热和咽峡部疱疹溃疡为特征的自限性疾病，以口或呼吸道为主要传播途径，感染性较强，传播快，因此很容易在孩子间传染。

疱疹性咽峡炎常年都可发病，夏季较多发，通常是每年的 4 ~ 7 月。

疱疹性咽峡炎易感群体通常是 6 岁以内的儿童，孩子患病后有以下表现：

1 哭闹、拒奶、持续发热、咽部疼痛

2 口腔内黏膜几乎都会发生溃疡，吃东西的时候很痛苦

3 扁桃体、软腭等处能看见约小米粒大小的灰白色疱疹，2 ~ 3 天后逐渐扩大破溃并形成溃疡

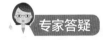 专家答疑

一周左右可自愈

由于孩子患上疱疹性咽峡炎后，症状多表现为发热、咽痛等，因此很多家长容易将其与普通感冒相混淆。同时，由于手足口病也会出现突发高热、咽痛、流鼻涕、起疱疹等相似症状，二者有共同的病原。

普通感冒发热还是患了疱疹性咽峡炎

疱疹性咽峡炎是由病毒引起的，有传染性，孩子患了疱疹性咽峡炎，发病期间咽喉部肯定多疱疹，张大嘴情况下可在孩子咽喉部、舌部甚至口腔黏膜处发现疱疹。而普通感冒发热时少有疱疹出现。

疱疹性咽峡炎也是一种自愈性疾病，患儿即使不用药，通常一个星期后也会痊愈。但如果症状很重，如呼吸加快、高热不退，建议及时到医院就诊。而感冒发热超过 38.5℃需用药。

患了疱疹性咽峡炎还是手足口病

要区分这两种疾病，主要看疱疹发生的位置。疱疹性咽峡炎只在咽峡部位出疱疹，手足、臀部没有；而手足口病在口腔、手足、臀通常都会有疱疹。二者有共同的病原，可能是一种病的不同表现。

如何预防疱疹性咽炎？

由于疱疹出现短暂，发现的时候往往已经转变成溃疡了，宝宝牙龈处常会出现白色或黄色的假膜，口水增多，舌苔变厚，甚至出现口臭。严重时会出现牙龈充血，一碰就会出血。

此时，家长可以每天用淡盐水给宝宝漱口，这样可以缓解宝宝咽部和口腔的不适。

同时，患儿尽量减少外出，以免传染给其他儿童。饮食上应多吃一些易消化的流质或半流质食物，如牛奶、米粥、果汁等，不要吃辛辣、甜腻或油炸食品。

疱疹性咽峡炎也并非不可预防。多喝水，多锻炼，增强身体免疫力，是预防患病的好方法。

妈妈该怎么照顾咽喉炎宝宝

宝宝咽炎的护理

咽炎是宝宝常见、多发的疾病，无论是急性咽炎还是慢性咽炎，家长都应该以治疗为主、护理为辅，这样才能够让宝宝早日摆脱疾病的缠扰。

由于小儿急性咽炎是呼吸道疾病，所以婴幼儿应避免到人多空气混浊的场所去，房间也应多开窗通风，天气骤变时应及时增减衣物，并纠正由偏食引起的营养不良。

患儿在家期间，要尽量让他安静休息，减少哭闹，以免加重呼吸困难。在饮食上要清淡，忌给宝宝吃油腻、辛辣的食物。患儿咽部有痰时可用淡茶水漱口，以减轻咽炎的症状。

小儿急性喉炎的护理

注意病情观察

密切观察患儿精神、面色、呼吸、脉搏、体温、血压等变化。对突然出现烦躁不安、呼吸急促、三凹征明显、心跳加快、血压增高等呼吸困难和病情发展较快的患儿，及时通知医生，尽快行气管切开术，同时做好气管切开术的护理。

吸痰护理

吸痰是保持呼吸道通畅的重要措施之一。应准确判断患儿呼吸情况及痰鸣声，及时给予正确吸痰。吸痰时使患儿面部转向操作者一侧，选择大小合适的一次性吸痰管，轻、快、准插入深部，踩动电动吸引装置，左右旋转，向上提拉，吸净痰液。吸痰动作要轻柔，负压不超过13.3千帕（100mmHg），避免长时间停留在一个部位吸引而损伤呼吸道黏膜，吸痰时间每次不宜超过15秒。

一般护理

保持室内清洁、安静、空气新鲜；温湿度要适宜（室内温度22～24℃、室内湿度50%～60%）；患儿注意保暖，体温超过38.5℃以上时应及时给予药物或物理降温；叮嘱家长尽量减少患儿哭闹，以免加重声带水肿和呼吸困难；做好空气消毒隔离工作，避免发生交叉感染。

饮食护理

由于患儿咽部不适、烦躁哭闹，往往拒绝饮食。应向家长讲明患儿进食的重要性，帮助选择易消化、营养丰富的流质或半流质饮食，避免进食刺激性或粗硬的食物。

预防宝宝咽喉炎，为妈妈们分忧

宝宝咽炎的预防

预防小儿咽炎，平常应让宝宝多运动，以提高宝宝的免疫力；让宝宝养成勤洗手的好习惯，防止病从口入。

让宝宝多喝水，多吃梨、白萝卜、西瓜等清热利咽的食物，少喝饮料，少吃刺激性的食物。保证宝宝所处的环境空气新鲜，若处于空调房间，需定时开窗换气。

针对诱发因素积极预防急性喉炎

 外部因素

冬末初春天气寒冷，气候干燥，昼夜温差大。

父母这样做

为预防小儿急性喉炎的发生，即使是在初春时节，家长也应注意宝宝的防寒保暖，宝宝居室的温度最好控制在22℃，相对湿度控制在55%左右。居室要做到经常开窗通风，保持室内空气新鲜。在饮食上要清淡、温软、易消化、富营养，避免吃刺激性食物和油腻、烧烤、燥热食品。让宝宝适当到户外进行活动，以增强体质，提高抗病能力。

 内部因素

小儿喉腔狭长呈漏斗状，喉软骨发育还不完善；小儿喉部神经组织的敏感性比成人高，喉和声带黏膜柔嫩，血管及淋巴丰富，易充血。此外，营养不良、肥胖、缺钙等也是急性喉炎的诱因。

父母这样做

要预防小儿急性喉炎，除了在天气骤变时及时增减衣物外，还要纠正由偏食引起的营养不良。另外，缺钙的宝宝，特别是那些较胖、生长较快、相对缺钙的小儿，更易发生性喉炎或者反复发病，因此及时补钙也可以减少发病机会。

 疾病因素

麻疹、百日咳、流感、猩红热等急性传染病都有可能并发急性喉炎。

父母这样做

冬春季本来就是呼吸道疾病高发季节，因此最好少带宝宝串门、外出，以防小儿受凉感冒或引起呼吸道传染病而增加小儿急性喉炎的发病率。此外，人群集中、空气流通性差的公共场所也应少去，以减少感染急性传染性疾病的机会。

儿科医生常用的绿色疗法

父母巧用推拿，让宝宝咽喉清凉如水

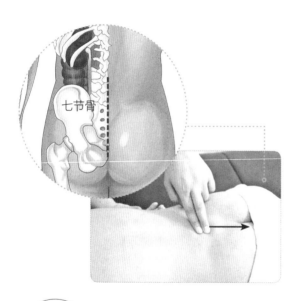

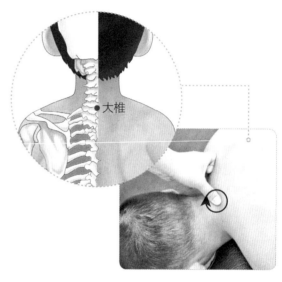

推下七节骨　清利咽部之热

精准定位　第四腰椎至尾椎骨端成一直线。

推拿方法　用食指和中指自上而下直推孩子七节骨 50 ~ 100 次。

取穴原理　推下七节骨有通便泻热的功效，可清利咽部之热。

按揉大椎　泻热降温

精准定位　低头时，颈部突出最高处为第七颈椎，下面的凹陷处就是大椎。

推拿方法　用拇指在孩子的大椎穴上按揉 1 ~ 3 分钟。

取穴原理　按揉大椎穴最显著的功效就是泻热，孩子发热、咽炎等都能通过大椎调理。

宝宝不咳嗽呼吸畅

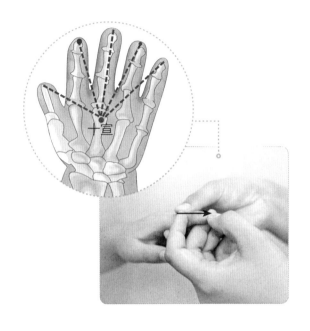

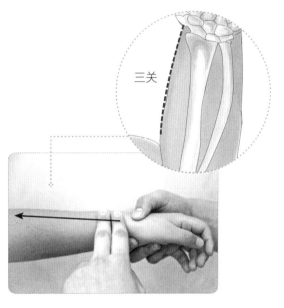

掐十宣 清热开窍

精准定位   在两手十指尖，靠近指甲处。

推拿方法   推拿者从孩子右手拇、食、中、无名、小指各掐 3 ~ 5 次。

取穴原理   掐十宣具有清热、醒脑、开窍的作用。

推三关 温阳散寒

精准定位   前臂桡侧，从手腕根部至肘部（曲池穴）成一条直线。

推拿方法   用拇指或食中二指指腹自孩子腕部推向肘部 100~300 次。

取穴原理   推三关有温阳散寒、发汗解表的功效。主治扁桃体炎、咽炎等引起的发热。

改善咽痛喉痒症状的食疗方

　　天气干燥，很容易引起燥咳，表现为干咳不止、无痰或少痰、痰难咳出、痰中带血丝、口干咽痛、喉痒、声音嘶哑、舌红少津等症状。对付初春燥咳，试试下面这些食疗方：

草莓汁

材料　新鲜草莓 40 克。

做法

1. 草莓洗净，去蒂。
2. 将处理好的草莓放入果汁机中打碎即可。

功效　草莓具有清新口气、滋润咽喉、生津止渴等功效，此汁非常适合咽喉肿痛的宝宝饮用。

西瓜莲藕清凉汁

材料　苹果、梨各 30 克，番茄 20 克，莲藕、西瓜（去皮）各 50 克。

调料　蜂蜜适量。

做法　苹果、梨洗净，去皮、去核，切小块；番茄、莲藕分别洗净，去皮，切成小块；西瓜去子，切小块；以上食材共放入榨汁机中榨汁，调入蜂蜜搅匀即可。

功效　润喉生津，缓解咽喉不适。

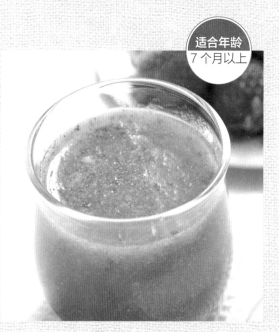

适合年龄
7 个月以上

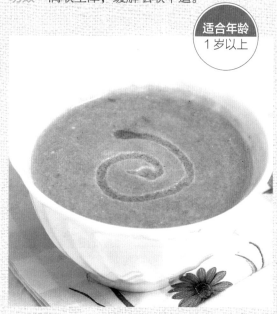

适合年龄
1 岁以上

宝宝不咳嗽呼吸畅